DE

L'HÉMIANOPSIE

PRÉCÉDÉE

D'UNE ÉTUDE D'ANATOMIE

SUR

L'ORIGINE ET L'ENTRE-CROISEMENT DES NERFS OPTIQUES

PAR

Le Dr Volny BELLOUARD

Ancien interne des hôpitaux,
Ancien moniteur d'anatomie à la Faculté de médecine de Paris,
Ancien interne de l'hôpital Saint-André et lauréat de l'École de médecine
de Bordeaux,
Membre de la Société anatomique.

PARIS

V. ADRIEN DELAHAYE et Cⁱᵉ, LIBRAIRES-ÉDITEURS

PLACE DE L'ÉCOLE-DE-MÉDECINE

1880

DE

L'HÉMIANOPSIE

PRÉCÉDÉE

D'UNE ÉTUDE D'ANATOMIE

SUR

L'ORIGINE ET L'ENTRE-CROISEMENT DES NERFS OPTIQUES

PAR

Le Dr Volny BELLOUARD

Ancien interne des hôpitaux,
Ancien moniteur d'anatomie à la Faculté de médecine de Paris,
Ancien interne de l'hôpital Saint-André et lauréat de l'École de médecine
de Bordeaux,
Membre de la Société anatomique.

PARIS

V. ADRIEN DELAHAYE et Cᵉ, LIBRAIRES-ÉDITEURS

PLACE DE L'ÉCOLE-DE-MÉDECINE

1880

AVANT-PROPOS.

Lorsque j'ai commencé à m'occuper du sujet que je me propose d'étudier dans ce travail, j'avais eu l'intention de voir par moi-même ce que pouvait donner l'expérimentation sur les animaux.

Mais, bientôt, encombré par l'abondance des matériaux à rassembler, et pressé par les circonstances, j'ai dû négliger mes premières recherches, entreprises dans le laboratoire de M. le professeur Béclard, avec le bienveillant concours de mon ami le Dr Laborde. Je les laisse de côté, simples pierres d'attente, jusqu'au moment où il me sera permis de les reprendre, pour la construction du travail que j'avais projeté.

Je me borne donc à exposer, aussi complètement que possible, l'état actuel de nos connaissances sur l'anatomie des nerfs optiques et le trouble visuel, qui avait autrefois reçu le nom de visus dimidiatus ou hémiopie.

La longueur et parfois l'aridité du sujet pourront peut-être bien ennuyer mes juges et mes lecteurs ; mais je compte sur l'indulgence des uns et des autres, surtout s'il veulent bien penser, qu'en pareil cas, l'exposition ne le cède en rien à la lecture.

DE

L'HÉMIANOPSIE

PRÉCÉDÉE

D'UNE ÉTUDE D'ANATOMIE

SUR

L'ORIGINE ET L'ENTRE-CROISEMENT DES NERFS OPTIQUES

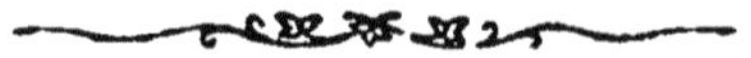

NERFS OPTIQUES.

L'origine des nerfs optiques a longtemps divisé les anatomistes. Galien (1), Eustachi (2), Varole (3), Haller (4),
de Blainville (5), Cruveilhier (6), etc., l'attribuent seulement aux couches optiques. Ridley (7), Morgagni (8),
Winslow (9), Zinn (10), Gall (11), Tiedemann (12), Magendie (13), Meckel (14), Dugès (15), Blandin (16), Sap
pey (17), etc., font naître les nerfs optiques non seulement
des couches optiques, mais encore des tubercules quadrijumeaux.

Les recherches d'anatomie normale faites dans ces derniers temps sur les centres nerveux, et les faits d'anatomie pathologique, montrant l'atrophie des tubercules quadrijumeaux, des corps genouillés et peut-être aussi de cer-

taines régions de l'écorce cérébrale, survenue à la suite de l'atrophie directe ou croisée d'un nerf optique ont complètement donné raison à ces derniers auteurs. (*)

Les nerfs optiques naissent du centre encéphalique par trois racines : deux blanches et une grise.

Racines blanches. — Il suffit d'examiner avec un peu d'attention le profil du pédoncule cérébral, en ce point où il est croisé par le nerf optique, pour voir celui-ci se partager en deux branches ou racines. La plus grosse, qui est l'externe, va au corps genouillé externe, en relation lui-même avec le tubercule quadrijumeau supérieur (*nates*); tandis que la plus mince est interne et gagne le corps

(*) *a*). Gall. Loc. cit., p. 82, a toujours trouvé les tubercules antérieurs atrophiés, dans les cas d'atrophie du nerf optique.

b). Vrolick. Mém. d'anat. et de physiol., Amsterdam, 1822, in-4°, cite l'autopsie d'un enfant aveugle, chez lequel on trouva une atrophie des nerfs optiques, des couches optiques et des tubercules quadrijumeaux.

c). Magendie. Fonctions du système nerveux, t. II, p. 141, Paris, 1836. Atrophie considérable des nerfs optiques chez un aveugle, soit en avant, soit au niveau du chiasma. En arrière de celui-ci, les nerfs ne sont plus formés que d'une lame de substance cornée, brillante et transparente ; tubercules quadrijumeaux (surtout à droite) atrophiés et un peu ramollis.

d). Lélut. Journal hebd., t. XIII, p. 168, cite 4 cas de cécité complète où il y avait atrophie et ramollissement des nerfs optiques et des corps genouillés externes.

e). Cruveilhier., Anat. descript., t. IV, p 58. Paris, 1836, rapporte que l'atrophie avait gagné le corps genouillé externe, dans beaucoup de cas où elle siégeait sur les nerfs optiques.

f). Paul Bert. Comptes rendus de la Société de biologie, 1871, p. 171, rappelle, à l'occasion d'une communication de Brown-Séquard, qu'il a souvent arraché les yeux à des rats nouveau-nés, et cela pendant plusieurs générations, afin d'obtenir des modifications héréditaires. Quand les animaux étaient devenus adultes, on voyait facilement que les nerfs optiques étaient atrophiés ; les tubercules et les lobes optiques paraissaient aussi moins volumineux que d'habitude.

genouillé interne qui est relié au tubercule quadrijumeau
inférieur (testes). Les corps genouillés sont donc intermé-
diaires entre les racines des nerfs optiques et les tubercules quadrijumeaux ; ils servent à unir les premiers aux
seconds : aussi, chez le fœtus, jusqu'à l'âge de 6 mois de la
vie intra-utérine, ils font complètement défaut. Tiedemann (18) a plusieurs fois suivi les racines optiques, se
rendant directement aux tubercules quadrijumaux; les
corps genouillés n'avaient pas encore paru.

D'après Meynert (19) et Huguenin (20), auxquels sont
empruntés les détails qui vont suivre, la racine externe
semble se perdre dans le corps genouillé externe : en y
regardant de plus près, on constate que ses fibres passent
au-dessous de celui-ci pour aller, en définitive, se perdre
autant dans la profondeur qu'à la surface du pulvinar
(partie postérieure de la couche optique). Quant à la racine interne, elle gagne directement le corps genouillé interne et se termine, en réalité, dans le tubercule quadrijumeau antérieur.

Les tubercules quadrijumeaux sont reliés extérieuremen
aux corps genouillés correspondants par des faisceaux de la
couronne radiée, désignés sous le nom de *bras*. Pour voir
ces derniers, il est utile d'enlever la couche optique et ses
annexes. On ne sait au juste où ils aboutissent, dans
l'intérieur des tubercules quadrijumeaux. Tout ce qu'on a
appris, c'est que le bras antérieur et le postérieur se
comportent de la même façon à l'égard des masses gan-
glionaires, qui constituent les tubercules quadrijumeaux.
Le feuillet de substance blanche qui enveloppe ceux-ci est,
en grande partie, constitué par des fibres issues des bras.
Quelques fibres, formant le stratum zonale sont sans connexions avec les tubercules quadrijumeaux. D'autres,
beaucoup plus nombreuses, entrent dans la substance

même du ganglion, en ressortent par le côté opposé, se réunissent aux fibres superficielles, et traversent, avec elles, la ligne médiane, pour aller former obliquement en bas et en dehors les deux feuillets du ruban de Reil. Ceux-ci passent ensuite sous le pédoncule cérébelleux supérieur et s'enfoncent dans la moelle allongée. Plus loin, leurs fibres ont gagné les cordons antéro-latéraux : ils sont donc moteurs tous les deux, bien que le feuillet profond (prolongement du bras du tubercule quadrijumeau postérieur) ait été considéré comme sensitif.

La racine blanche externe du nerf optique, arrivée au pulvinar, se partage en trois directions : 1° un petit faisceau passe au-dessus, en haut et à côté du corps genouillé externe, mêlant ses fibres au stratum zonale de la couche optique ; 2° un autre faisceau plus fort pénètre dans le pulvinar, après avoir passé sous le corps genouillé externe ; 3° enfin, le dernier pénètre dans le corps genouillé externe, vis-à-vis du nerf optique. Le corps genouillé externe et la couche optique sont donc analogues. Il n'en est plus de même vis-à-vis des centres nerveux, car le corps genouillé externe n'a pas de prolongement allant à la moelle. En outre, il n'y a pas de fibres réunissant la couche optique au corps genouillé externe.

La racine blanche interne du nerf optique, plus petite que la précédente, pénètre dans le corps genouillé interne, puis en ressort au pôle opposé et aboutit au tubercule quadrijumeau antérieur. Si la racine externe de la bandelette optique ne se termine pas complètement, comme elle semble le faire, dans le tubercule quadrijumeau antérieur, du moins, elle est très atténuée quand elle en sort, si bien qu'elle peut passer inaperçue. Il y a lieu de penser que le tubercule postérieur est un centre ganglionnaire, de même que l'antérieur, à moins que les fibres optiques, ne faisant que le traverser, aillent finalement aboutir à la calotte. S'il en est ainsi, le corps genouillé interne, bien qu'il soit relié à l'écorce cérébrale, tout comme l'externe, ne peut donc avoir la même signification que lui, car il ne conserve pas les fibres que lui envoie le nerf optique. Il se laisse traverser par elles, sans les retenir, et les renvoie au tubercule quadrijumeau antérieur.

Le pulvinar et le corps genouillé externe sont mis en relation avec l'écorce cérébrale, par le feuillet profond des faisceaux optiques de Gratiolet, situé au-dessous du tapetum et de l'épendyme de la paroi externe de la corne occipitale du ventricule latéral ; les fibres aboutissent probablement à l'écorce des circonvolutions fusiformes et linguales (les deux circonvolutions occipito-temporales), ou bien à l'écorce des circonvolutions voisines du sillon de l'hippocampe. M. le professeur Vulpian (21), dans son cours de la Faculté de Médecine, a démontré de la manière la plus positive, par des expériences, l'influence des lobes occipitaux sur la vision. Gratiolet décrit exactement un éventail de fibres, partant du corps genouillé interne et se dirigeant en dehors et en arrière, pour gagner l'écorce du lobe occipital. Ces fibres font partie de la couronne rayonnante de Reil, dont elles occupent la région postérieure.

Elles sont séparées de la cavité de la corne postérieure du ventricule latéral par l'épendyme et le tapetum, et sont placées presque immédiatement au-dessus des fibres sensitives, qui vont directement du pédoncule cérébral au lobe occipital, et dont la lésion produit les phénomènes d'hémianesthésie générale, si bien étudiée par M. Charcot (22). *k*, *k*, (Voir fig. 1).

Les masses grises, d'où émergent ces fibres, peuvent être considérées comme des centres où viennent se terminer les fibres du nerf optique, et d'où partent de nouvelles fibres, qui les relient à certaines régions de l'écorce. En raison de la convergence de ces faisceaux vers une même région corticale, celle de l'hippocampe, il est infi-

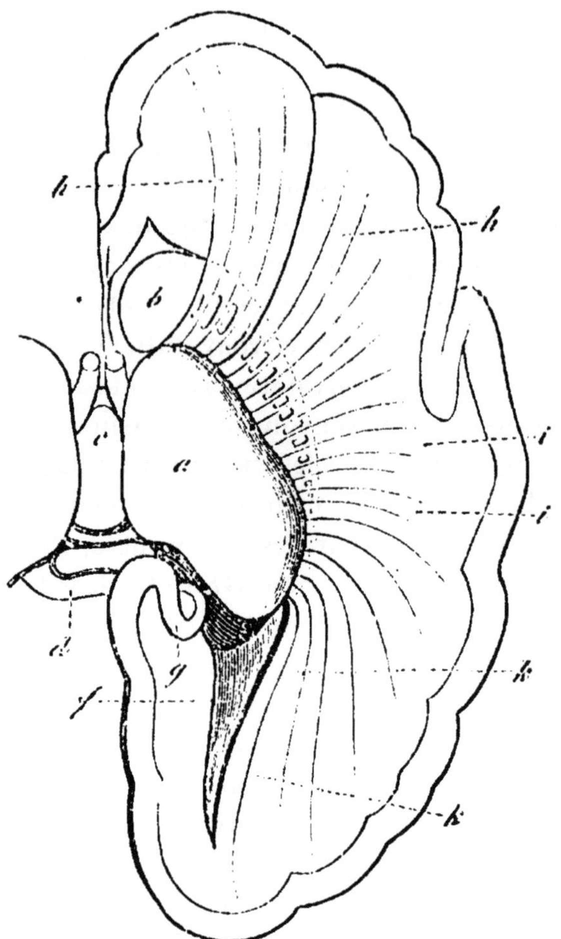

Fig. 1. — Tirée des leçons de M. Charcot sur les Localisations, p. 13 [3] Radiations de la couche optique. (Schéma emprunté à l'ouvrage de M. Huguenin, p. 93, fig, 69). — *a*, couche optique. — *b*, corps strié. — *c*, voûte à 3 piliers, — *d*, tubercules quadrijumeaux. — — *f*, corne postérieure du ventricule latéral. — *g*, corne d'Ammon. *h, h*, racine antérieure du Thalamus. — *i, i*, radiations latérales.— *k, k*, radiations optiques de Gratiolet.

niment probable que celle-ci est un centre pour les fonctions visuelles.

Huguenin (23), dans un article intitulé : *Contribution à la physiologie de l'écorce cérébrale*, rapporte deux autopsies d'aveugles, favorables à l'opinion que la terminaison centrale des nerfs optiques se trouve dans la substance corticale, au niveau de la portion occipitale des hémisphères.

(H. Munk (24) dit avoir produit une hémiopie, chez un singe, en lui enlevant l'écorce tout entière d'un lobe occipital. Il enlève à des chiens, la partie supérieure des lobes occipitaux et constate ce qu'il appelle une « cécité psychique. » D'après lui, ces animaux recouvrent la vue et rapprennent à voir. L'extirpation de l'œil sur un jeune chien détermine au bout de quelques mois, l'atrophie de la *sphère visuelle* dans l'hémisphère cérébral opposé. A. Muschold (25) a entrepris, sous l'inspiration de Leyden, des expériences qui consistent en des extirpations partielles du cerveau, par l'action d'un jet d'eau (méthode de Goltz), ou au moyen d'une curette, ce qui vaut beaucoup mieux. Les tentatives faites sur les régions antérieures du cerveau restent sans effet ; les lésions, plus ou moins restreintes, de la moitié postérieure des hémisphères cérébraux produisent constamment des troubles visuels du côté opposé. Cela s'explique, car les animaux en expérience sont des pigeons dont les nerfs optiques s'entre-croisent complètement. L'animal manifeste, de différentes façons, des signes qui font juger de la perte de la vue du côté opposé à la lésion. Les troubles visuels ne sont jamais persistants; il est vrai que l'auteur n'a jamais enlevé tout un hémisphère occipital. Quand, après le rétablissement de la fonction visuelle, on extirpe une portion de la moitié postérieure de l'hémisphère opposé, on ne constate pas un trouble visuel bilatéral, comme on pourrait s'y attendre, si l'hémisphère lésé, en dernier lieu, avait suppléé le premier ; mais la vue est abolie du côté opposé à la dernière lésion. On est donc autorisé à penser que, dans la réapparition du sens troublé par la première opération, ce sont les parties voisines de la lésion qui ont suppléé la portion extirpée.

« Ferrier (26) avait localisé la fonction visuelle dans le *pli courbe*, dit M. Charles Richet (27), dans sa thèse d'agrégation ; mais je trouve dans les expériences mêmes de cet éminent observateur la preuve que cette localisation n'est guère possible. En effet, il note que la destruction des lobes occipitaux, ou des extrémités postérieures des hémisphères, produit des troubles de la vision. Ferrier pense que cette cécité est due à une inflammation consécutive, ayant consécutivement atteint le pli courbe; mais il a peut-être attribué trop d'importance à cette complication.

« Le fait que des singes ou des chiens ont pu, sans éprouver de trouble fonctionnel, subir l'ablation complète des régions postérieures de l'encéphale, ne prouve pas que ces régions sont sans influence sur la vision, attendu que des suppléances sont possibles, et que la preuve de ces suppléances, quelles que soient les difficultés que soulève leur interprétation, a été faite d'une manière positive. »

« *La racine grise*, dit M. Sappey (28), a été entrevue en 1780 par Vicq d'Azyr (29), qui l'a signalée à l'Académie des Sciences, sous le nom de lame grise de la jonction des nerfs optiques, et qui en a vaguement représenté, dans ses planches, quelques linéaments; mais c'est à Foville (30) qu'appartient le mérite d'en avoir donné, le premier, une description et un dessin exacts. »

Cette racine dépend de la substance grise du troisième ventricule, qui tapisse la face interne des couches optiques. Elle se présente sous une forme quadrilatère, on l'aperçoit en écartant le chiasma, sur la face supérieure duquel elle se jette obliquement, de haut en bas et d'arrière en avant. Quelques auteurs ont désigné cette lame par la dénomination de *sus-optique*. Elle est constituée par deux couches : l'une, superficielle, fibro-vasculaire, est une expansion de la pie mère et forme un plan continu ; l'autre, profonde, est faite de deux petits triangles de substance grise, adhérents par leur base à la substance du plancher du troisième ventricule, et par leurs sommets aux angles latéraux antérieurs du chiasma. Ils interceptent entre eux, sur la ligne médiane, un petit orifice vertical, par lequel le regard pénètre dans la cavité du troisième ventricule, et aperçoit la commissure blanche antérieure du cerveau.

Si, maintenant, nous jetons un coup d'œil d'ensemble sur les régions des centres nerveux, qui reçoivent des fibres du nerf optique, et sur leurs connexions, nous arrivons à l'exposé suivant : *stratum zonale de la couche optique*, en connexion avec l'écorce par les *radiations optiques de la couronne rayonnante* et par la *racine inférieure du thalamus*. — *Pulvinar*, en connexion avec l'écorce *des lobes occipitaux par les radiations optiques* et avec la *moelle par les fibres de la calotte du pédoncule cérébral*. — *Corps genouillé externe*, en connexion avec l'écorce occipitale *par des radiations postérieures de la couronne rayonnante*. — *Corps genouillé externe*, en connexion avec l'écorce occipitale *par les radiations postérieures de la couronne rayonnante*, et avec le *tubercule quadrijumeau antérieur* par le *prolongement de la bandelette optique*. — *Ganglion du tubercule quadrijumeau antérieur*, en communication avec un point encore indéterminé *de l'écorce*, par le *bras du tubercule*, et avec la *moelle par le feuillet superficiel du ruban de Reil*.

Chez les animaux, on remarque, au point de vue du volume réciproque des couches optiques et des corps genouillés externes, une grande différence avec ce qui se passe chez

l'homme. En effet, chez eux la couche optique diminue de
volume, à mesure que le corps genouillé externe augmente.

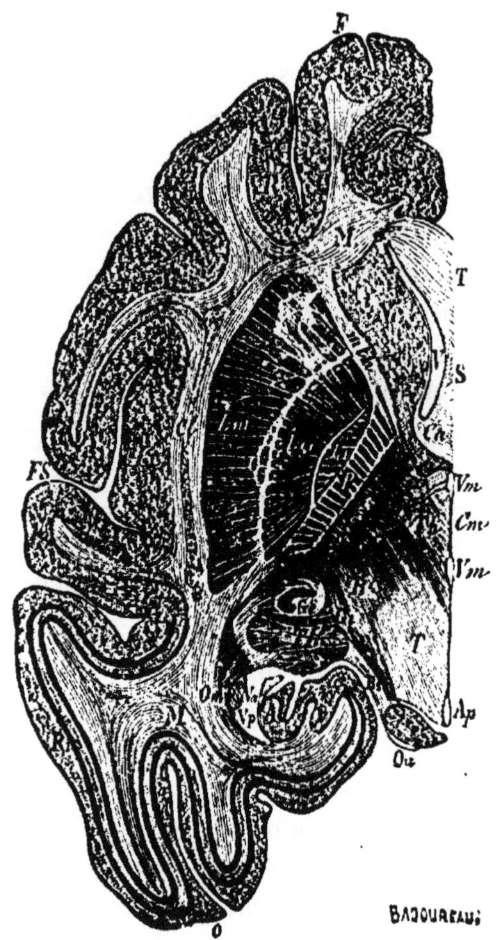

Fig. 2. — Tirée des leçons de M. Charcot, sur les Localisations, p. 140
Cette figure est empruntée à l'ouvrage de M. Meynert. (Stricker's Handbuch, t. II, p. 721, fig. 243). Elle représente une
coupe longitudinale et horizontale de la moitié gauche du cerveau du Cercocebus cinomolgus.

F, extrémité frontale. — *O*, région occipitale. — *S*, entrée de la
scissure de Sylvius. — *I*, insula. — *Cl*, avant-mur. — *T*, corps
calleux. — *S*, septum. — *Ca*, commissure antérieure.

A, corne d'Ammon. — *V*, corne antérieure du ventricule latéral. —
Vp, corne postérieure. — *Vm*, *Vm*, ventricule moyen. — *Cm*,
commissure moyenne. — *Aq*, aqueduc.

L^I, L^{II}, L^{III}, les segments du noyau lenticulaire. — *Na*, tête,
et *Nc*, queue du noyau caudé.

Th, partie de la couche optique située en avant des corps genouillés. — *Th'*, couche optique ; pulvinar.

Qu, tubercules quadrijumeaux. — *Gi*, corps genouillé interne. —
Ge, corps genouillé externe. — *P*, pied du pédoncule cérébral.

Om, faisceaux médullaires qui, du lobe occipital, vont au pulvinar ;
aux *BS*, bras des tubercules quadrijumeaux antérieurs ; aux
BI, bras des tubercules quadrijumeaux postérieurs ; aux deux
corps genouillés ; au pied du pédoncule cérébral.

Auguste Forel (31), étudiant *les couches optiques et les
parties avoisinantes*, dans les préparations de Meynert,
faites sur des cerveaux de mammifères divers (singes, chats,
cobayes, chauves-souris, taupes, kanguroos, cheval,
mouton, cochon, phoques, chiens, etc.), arrive à cette
conclusion : que le pulvinar (centre postérieur de la
couche optique) atteint son maximum de développement chez l'homme, tandis qu'il décroit graduellement
chez les mammifères ; par ce fait, les corps genouillés externes se portent en haut et en avant, les corps genouillés
internes s'élèvent ainsi que l'ont décrit Gratiolet (32) et
Longet (33). D'où il résulte que ces corps genouillés, chan-
geant de place, doivent être désignés chez les animaux sous
les noms d'antérieur et de postérieur, et non plus d'interne
et d'externe.

Les connexions des centres optiques avec l'écorce cérébrale (prolongements du thalamus et des tubercules quadrijumeaux vers l'écorce) représentent ce qu'on appelle,

dans la classification de Meynert, le *système de projection
du premier ordre.*

Le système de projection du deuxième ordre sera représenté par la bandelette et le nerf optique, que nous allons
étudier.

Bandelette optique. — Immédiatement après leur sortie
des corps genouillés, les deux racines blanches du nerf optique se réunissent en formant un « faisceau aplati, la bandelette optique, dit Cruveilhier, qui continue, pendant 2 1/2 à 3 centimètres, à contourner le pédoncule
cérébral, puis se dirige presque en ligne droite en bas,
en avant et en dedans, pour constituer le chiasma, par
son union avec l'autre, sur la ligne médiane. Parallèle,
dans sa portion postérieure, à la partie latérale de la grande
fente cérébrale, dont elle contribue à former la lèvre interne, la bandelette optique est d'abord appliquée contre
le pédoncule cérébral, auquel elle adhère, mais dont on
peut la séparer sans déchirure, excepté toutefois à son
bord externe, où les adhérences sont tellement intimes,
qu'on a supposé que ce pédoncule lui fournissait plusieurs
radicules. » Quelques auteurs, Santorini (34), Sœmmering (35), Gall (36) ont signalé, les premiers, des cas où les
pédoncules et le tuber cinereum envoyaient des filets origi-
nels aux bandelettes optiques. Tout récemment à la Société Anatomique de Paris (nov. 1870), mon collègue Brissaud (37) a signalé un cas, dans lequel on voyait que la
bandelette optique paraissait recevoir des fibres venant de
la superficie du pédoncule cérébral. M. le professeur Broca
a fait une remarque semblable, pour certains animaux (des
singes, je crois). Aimé Mathei (38) va même jusqu'à dire
qu'il a vu deux fois les bandelettes optiques communiquer
avec la bandelette demi-circulaire, dans l'étage inférieur
des ventricules latéraux.

Nous voici enfin arrivé à l'étude de la *commissure* ou du *chiasma des nerfs optiques*. Au point de vue de la question qui m'intéresse, et du phénomène morbide que j'aurai à exposer tout à l'heure, rien n'est plus important à élucider que la structure du chiasma, ou la direction des fibres nerveuses qui le composent.

« Y a-t-il, dit J. Cruveilhier (30), entre-croisement total ou partiel des nerfs optiques dans le chiasma? Y a-t-il entrelacement sans entre-croisement, ou bien mélange intime des deux nerfs? Y a-t-il simple juxtaposition des nerfs optiques qui seraient unis par une bandelette transverale? Enfin, le chiasma constitue-t-il une commissure à laquelle aboutiraient les deux nerfs optiques, ou qui serait le point d'origine de ces deux nerfs? Ces diverses opinions ont trouvé des partisans, et des faits ont été invoqués à l'appui de chacune d'elles, ce qui indique, non point des variétés anatomiques dans la disposition des fibres du chiasma, mais bien une *disposition complexe.* »

Les discussions, sur ce sujet, ont été longues et nombreuses; elles le sont actuellement plus que jamais, et menacent de durer longtemps encore. C'est ce qui ressortira, je l'espère, d'un coup d'œil rapide que nous allons jeter sur l'historique de la question.

Une première opinion, antérieure à Galien, admet un entre-croisement des nerfs optiques, tel que le nerf du côté droit passe à gauche et réciproquement. Au siècle dernier, Cheselden (40), Petit (41), Sœmmering (42), Edel (43), Nöthig (44), Collins (44), etc., se font les défenseurs de l'entrecroisement complet.

Au commencement du XIXe siècle, Magendie (46) trouve insuffisante l'explication fournie par Wollaston (47); il juge que l'anatomie n'a rien décidé; quant à la pathologie, les cas qu'elle fournit s'appliquent avec autant de facilité à l'une qu'à l'autre des trois théories en présence. Alors il s'adresse à l'expérimentation, pour lever tous ses doutes. « J'ai coupé, sur un lapin, dit-il, le nerf optique droit, derrière l'entre-croisement ; la vue a été perdue à l'œil gauche, totalement. J'ai séparé, en deux portions égales, l'entre-croisement sur la ligne médiane. L'animal a immédiatement perdu la vue, ce qui prouve non seulement l'entre-croisement, mais encore l'entre-croisement total et non partiel, comme veut Wollaston. J'ai prouvé, sur des oiseaux, le fait de l'entrecroisement, d'une autre manière : j'ai vidé l'œil d'un pigeon ; quinze jours après, j'ai examiné l'appareil optique, et j'ai trouvé la matière nerveuse disparue et le nerf atrophié, en avant de l'entre-croisement du côté de l'œil vidé, et, du côté opposé, derrière l'entre-croisement. »

Mais déjà l'entre-croisement complet est battu en brèche, et bientôt complètement abandonné, jusqu'à ces dernières années, où il est remis en faveur, grâce aux travaux de Biesiadecki (48), Michel (49), Mandelstamm (50), Maklakoff (51), Scheel (52), Brown-Séquard (53), Schwalbe (54) et Leuckart (55).

A cette première opinion, Galien (56) *en substitue une seconde*, que soutiennent Vésale (57), Santorini (58), Briggs (59), Alph. Monro (60), Zinn (61), Vicq d'Azyr (62), et d'après laquelle le chiasma n'est plus qu'un simple rapprochement, ou peut-être un mélange des fibres des nerfs optiques, mais sans entre-croisement.

Cette théorie a été également soutenue par les auteurs (C. Valverda (63), Riolan (d'après Césalpin) (64), Rolfinck (65), J.-F. Meckel (66), Burns (67),) qui ont eu l'occasion d'observer sur le cadavre des cas d'atrophie d'un nerf optique, propagée en arrière du chiasma, dans le même côté.

Cette théorie, abandonnée depuis longtemps, vient de

trouver, il y a quelques années, un défenseur inattendu, ou plutôt retardataire, M. Arcoleo (de Palerme) (68), qui a envoyé, au Congrès de Paris 1867, une note concernant un cas de tumeur gommeuse du chiasma, à l'occasion de laquelle l'auteur se prononce pour la théorie du simple accollement.

La troisième opinion sur la structure du chiasma est la plus moderne. Newton (69), qui n'était nullement anatomiste, et qui ne connaissait la description du nerf optique que par ouï-dire, s'occupa, au sujet de son ouvrage sur l'Optique, de la sensation lumineuse ; et il conclut de ses recherches que chaque fibre du nerf optique, arrivée au niveau du chiasma, doit se partager en deux filets.

Chacun de ceux-ci gagne la moitié correspondante de chaque rétine ; la moitié gauche, si la fibre primitive appartient à la bandelette gauche, et inversement, de même, pour le côté droit. Il suit de là qu'une impression lumineuse, agissant sur chacune des deux moitiés de fibres, ne doit transporter au cerveau qu'une sensation unique.

Telle est l'origine de la théorie de la semi-décussation. Mais cette théorie n'est pas encore, ainsi, absolument parfaite ; elle n'est, pour ainsi dire, qu'ébauchée.

En 1723 parut, à Wittemberg, une dissertation, dans laquelle Abraham Vater et Ch. Heinicke (70) exposent trois cas d'hémiopie, qu'ils expliquent, au point de vue physiologique, par une distribution des fibres dans le chiasma, absolument inédite. Après avoir indiqué comment Galien et d'autres anciens expliquaient la vue simple avec les deux yeux, par le fait de l'union des nerfs optiques derrière la selle turcique ; comment cette opinion fut combattue par Lœsel (71), Vésale (72), Riolan (73) et Césalpin (73 bis), qui rencontrèrent des cadavres de sujets abso-

lument dépourvus de chiasma, ils présentent l'hypothèse
de H. Faber (74) et de Sturm l'aîné (75), d'après laquelle
le jugement intervient pour confondre les deux images; et
celle de Descartes, exposée par Rohault (77). Ceux-ci sup-
posent l'arrivée, en un même point du cerveau, de filets
nerveux correspondants. Ils rappellent également l'hypothèse de Briggs (77), qui compare les fibres simultanément
impressionnées des nerfs optiques aux cordes de deux
harpes parfaitement accordées, et donnant l'unisson.

Vater et Heinicke avouent que cette dernière hypothèse
leur paraît la plus acceptable, et qu'il ne serait pas besoin,
avec elle, de la décussation, ni du mélange des fibres optiques, derrière la selle turcique, pour expliquer la vision
simple avec les deux yeux, dans l'état normal, si les cas
pathologiques, dont ils font le récit ne réclamaient absolument le contraire. Plus loin, en faveur de la théorie qu'ils
vont proposer, ils établissent une comparaison entre les
nerfs optiques et ceux du reste du corps. « Si tous ces derniers ne subissent pas de croisement, il y en a du moins
beaucoup, comme on peut s'en convaincre par les faits de
paralysies croisées. Cette décussation est rejetée par la
plupart des savants, parce qu'on ne peut anatomiquement
la démontrer, et parce qu'à la suite d'une blessure du cerveau, par exemple, la lésion principale peut se renconter
sur le côté opposé à celui qui a été blessé, de même que
dans les fractures du crâne, il peut se produire des fissures
dans la partie diamétralement opposée.»

Cependant Collins (78) et d'autres ont vu chez certains
animaux, en particulier le loup de mer, les nerfs optiques s'entre-croiser complètement. Et mes auteurs ajoutent
(p. 313, Th. VI) : « Aliter tamen se res habet cum inter-
« sectione fibrarum, in conjunctione nervorum opticorum,
« quæ, nostro judicio, ad illustrationem visus dimidiati,

« necessario supponenda erit. » Ils ne se dissimulent pas,
cependant, que leur hypothèse peut avoir contre elle de
graves arguments ; par exemple, les cas où l'on a vu le
chiasma manquer chez l'homme ; et ce fait que chez certains animaux (tels que le caméléon), il n'y a pas de chiasma
à l'état normal, comme le rapporte Briggs (79). Après avoir
réfuté ces arguments, ils ont le soin de distinguer de ces
hémiopies les faits, dans lesquels la vision peut offrir des
troubles analogues, par lésions des membranes ou des milieux de l'œil. Il est dès lors évident que l'affection doit
avoir son siège dans la rétine et dans les nerfs optiques. Puis ils continuent (p. 316, Th. XIII) : « His
« præmissis, quilibet facile videt, nervos opticos e dis-
« tinctis hemisphæriis, principiis separatis oriundos, ante
« eorum combinationem, nullam interse communicatio-
« nem habere, multoque minus divisionem in duas partes
« æquales admittere, sed, uti dexter dextro, ita sinistrum
« sinistro lateri dicatum esse. Quod si tamen nervus totus
« dexter in dextrum, et sinister in sinistrum oculum abiret,
« non videmus, quo pacto utriusque nervi optici, unum
« idemque dimidium latus ita affici potuisset, ut influxus
« succi nervei in dimidiam tunicæ retinæ partem, impedi-
« retur. At enim vero, per rationes antea adductas, evic-
« tum est, visus dimidiati fundamentum, nullibi alias,
« quam in tunica retina utriusque oculi, quod partem
« dimidiam paralysi temporaria hemiplegia laborante,
« querendum esse. » « *Quamobrem et his recte concludi-
mus nervos opticos non superficialiter tantum coire, sed in
illo coalitu fibras suas ita decussare et unire, ut hoc ipso
nervi, postea a se iterum recedentes, in duo segmenta æqua-
lia, hemispheriis cerebri correspondantia, dividantur, atque sic dextrum retinæ tunicæ latus, in utroque oculo,
fibras e dextro, sinistrum vero e sinistro hemisphærio acci-*

piat, oculique adeo, ob fibrarum, et nervis opticis acceden-
tium, æqualem in retinis termine distributionem, in visionis
actu inter se consentiant. Hoc eo magis veritati nobis videtur
conveniens, quoniam alias, superficialis nervorum opticorum
conjunctionis, nullam insignem esse judicamus utilitatem,
ac imprimis, quia, uti hactenus demonstravimus, sine fibra-
rum in his nervis decussatione, visus dimidiati ratio nullo
pacto explicari potest. »

Voilà maintenant la théorie de la semi-décussation exposée dans sa clarté. Il n'y a rien à retrancher, ni à ajouter. On peut donc attribuer à ces auteurs, sur ce sujet, un
mérite d'autant plus grand, qu'ils ne paraissent pas avoir
connu l'hypothèse de Newton, bien que celle-ci ait été
écrite vingt ans auparavant, (la première édition des
Opticks remonte, en effet, à 1703).

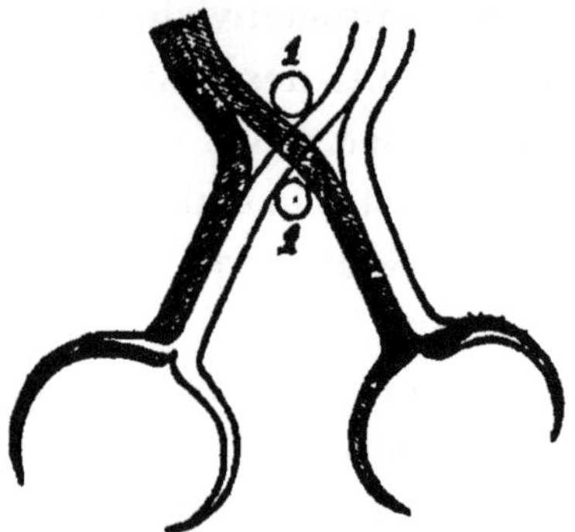

Fig. 3, — D'après Th. Leber, in Handbuch der Gresammten Augenheilkunde von Græfe und Sæmisch. *T. V*, 2ᵉ partie, p. 933.

Michaelis (80), Ackermann (81), les frères Wenzel (82),
Caldani (83), Wollaston (84), etc., sont venus seulement
apporter à cette théorie l'appui de leur autorité: J. et Ch.
Wenzel surtout, qui ont donné, dans leur ouvrage sur
l'anatomie fine du cerveau, une description et une planche
très exactes de la semi-décussation des fibres dans le
chiasma. C'est donc sans raison qu'on en a attribué l'hon-

neur à Wollaston; ce dernier auteur a le mérite de l'avoir
vulgarisée, et de l'avoir mieux fait connaître, en la perfec-
tionnant. Il combat, en particulier, la comparaison. que les
partisans de l'entre-croisement complet ont fait des animaux à l'homme, pour justifier leurs prétentions. Chez
certains poissons osseux, en effet, et chez les oiseaux
(comme cela a été constaté dans ces derniers temps par
M. Beauregard (85)), l'entre-croisement est total. Il en est
de même, au dire de nombreux auteurs, chez les animaux,
qui ne jouissent pas de la vision binoculaire.

Pravaz (87) ne trouva pas suffisante la probabilité de la
semi-décussation, établie seulement sur le fait pathologique de l'hémiopie. Il vint encore la confirmer, par l'examen
d'autres aberrations de la vue, dont, seule, elle rend l'interprétation plus facile. D'après lui, les faits d'anatomie
pathologique sont autant en faveur du non croisement
que du croisement partiel. Il cite Portal, au dire duquel
on aurait vu l'atrophie d'un œil correspondre à l'atrophie
de la couche optique du côté opposé. Inversement, on lui
a communiqué (Bernard) une observation, où l'atrophie
portait sur le nerf et la bandelette du même côté.

Pravaz imagine alors une variété toute nouvelle d'entre-croisement : il n'y aurait de croisement que pour les
fibres nerveuses fournies par les deux racines blanches;
tandis que celles de la racine grise ne subiraient pas l'entre-croisement. L'auteur cherche ensuite à expliquer par
cette hypothèse la vision simple avec les deux yeux, la
diplopie, la polyopie et la semi-vision.

En 1826, Jean Müller (87) commence la série des études
anatomiques sur la structure du chiasma, et donne la démonstration d'une commissure postérieure, qui n'est en
somme qu'un lien entre le cerveau droit et le cerveau gauche, et de la commissure antérieure, qui relie les deux ré-

tines. Ainsi confirmée, la semi-décussation des nerfs optiques est acceptée, après J. Müller, par Longet (88), dans son *Traité sur l'anatomie et la physiologie du système nerveux*, où il fait remarqner qu'il a rencontré, principalement chez les grands mammifères (cheval et bœuf), le même mode d'entre-croisement que chez l'homme ; par Ph. Bérard (89), dans son remarquable article Œil du Dictionnaire en 30 ; et par J. Cruveilhier (90), qui motive son jugement par les faits pathologiques d'atrophie des nerfs optiques, assez souvent observés par lui.

Hannover (91), l'un des partisans les plus autorisés et les plus convaincus de la semi-décussation, a donné une description de la structure du chiasma et des nerfs optiques, que tous les ophthalmologistes, anatomistes et physiologistes ont acceptée jusqu'à ces dernières années.

Selon lui, le nerf optique se compose, d'une extrémité à l'autre, de trois faisceaux : externe, moyen, interne. Le faisceau moyen, le plus petit des trois, s'entrecroise seul dans le chiasma, avec son congénère, et constitue la *commissura cruciata*. Les faisceaux externes, de chaque côté se rendent directement à la moitié externe de chaque rétine (de même que les faisceaux croisés vont à la moitié interne de cette membrane) ; il les appelle *fasciculus dexter*, *fasciculus sinister*. Quant aux faisceaux internes, ceux qui appartiennent aux bandelettes optiques s'inclinent vers le chiasma, derrière les faisceaux croisés et forment la *commissura arcuata posterior*, tandis que ceux appartenant au nerf optique, proprement dit, se rapprochent, en avant du chiasma, et se confondent pour former la *commissura arcuata anterior*. Ces éléments principaux du chiasma sont enveloppés et embrassés par une couche de fibres nerveuses, qui, issues de la *lamina cinerèa terminalis*, cheminent sur la face antérieure, puis inférieure du chiasma, et se

terminent dans le tuber cinereum et l'infundibulum. C'est
ce qu'Hannover appelle *la commissura ansata.*

Mayo (92) fait observer que les faisceaux moyens, qui
forment la commissura cruciata, peuvent être supposés
comme se distribuant surtout à la moitié interne de la rétine, c'est-à-dire, à celle qui correspond au côté nasal.
L'étendue de cette partie représente environ les 4/9 de
l'étendue totale. Les faisceaux directs (non entre-croisés)
situés latéralement, et fournissant le côté temporal de la
rétine, forment à peu près les 5/9 de l'étendue de celle-ci.
Le sommet de l'arc optique est compris dans cette région.

Sahmen (93) et Henle (94) ont accepté la description telle
qu'elle a été donnée par Hannover, sauf pour la commissura ansata, qui fournirait, d'après eux, la partie la plus
considérable du chiasma ; tandis qu'ils amoindrissent
beaucoup l'importance du fasciculus dexter et du fasciculus sinister.

Dans les démonstrations que donne Hannover, le faisceau interne des bandelettes optiques, qui relie celles-ci
l'une à l'autre, n'est en somme qu'une sorte de commissure cérébrale, tandis que les deux faisceaux internes du
nerf optique, formant la commissura arcuata anterior,
sont destinés à réunir et à rendre solidaires les deux rétines. J'avoue ne pas bien comprendre la façon d'être de cette
commissure antérieure, car ces fibres, qui vont d'un œil à
l'autre, n'ont pas d'origine centrale, à moins qu'on ne considère la rétine comme un centre. Or, à cette époque, une
idée semblable n'était encore venue à l'esprit de personne.
D'ailleurs, physiologiquement, à quoi pourrait servir ce
lien entre les deux yeux ? Est-ce que la solidarité n'est pas
suffisamment assurée dans le chiasma ou dans les hémisphères ?

Longet (95) rapporte, dans son Traité d'Anatomie et de

Physiologie du système nerveux, des cas où l'atrophie du nerf optique s'est prolongée, au delà du chiasma, soit dans la bandelette du côté opposé, soit dans les deux bandelettes. Les faits observés par Sœmmering (96), Edel (97), Clossius (98), Michaelis (99), Caldani (100), Walter (101), Wenzel (102), Cuvier (103), Meckel (104), Cruveilhier (105), Morgagni (106), Ackermann (107), etc., peuvent être interprétés en faveur de la description d'Hannover. Il en est de même des cas où l'atrophie s'est propagée du nerf à la bandelette du même côté, en suivant la voie du faisceau latéral, non entre-croisé, ainsi que l'ont constaté Vésale (108), Valverda 109), Riolan (110) d'après Césalpin, Rolfinck (111), Santorini (112), J. Meckel (113), Caldani (114), Burns (115), etc.

Cette théorie d'Hannover avait été généralement acceptée ; les faits pathologiques plaidaient en sa faveur, surtout depuis que le grand Albert de Græfe (116) avait rendu la démonstration encore plus évidente, par ses recherches sur le champ visuel, lorsque, tout d'un coup, au milieu de cette entente universelle, de ce concert, comme le dit pittoresquement le professeur Hirschberg (117), une note discordante éclate violemment. Biesiadecki (118) publie, dans les Annales de l'Académie impériale de Vienne, un mémoire sur le chiasma des nerfs optiques chez l'homme et chez les animaux, où il conclut à la décussation totale, à la suite de recherches sur des coupes microscopiques, après durcissement du chiasma dans l'acide osmique, et d'expérimentation sur des animaux (pigeons et lapins), chez lesquels l'énucléation ou la section du nerf optique produisait l'atrophie du tractus opposé.

Mais Biesiadecki n'a pas trouvé d'écho à ce moment. La voix puissante de de Græfe dominait la scène. A son travail, que je citais tout à l'heure, l'illustre ophthalmologiste en joignait un second, où il faisait ressortir tous les avantages que la physiologie du nerf optique, et particulièrement la théorie de la semi-décussation, pouvait tirer des modifications du champ visuel, dans les rétrécissements hémiopiques d'origine cérébrale. Mais bientôt, de nouveaux partisans de l'entre-croisement complet surgissent, et produisent, coup sur coup, des travaux considérables, qui semblent, un instant, sur le point de faire changer, dans leur sens, le courant des opinions scentifiques. De Græfe n'est plus là pour soutenir l'entre-croisement partiel ; mais ses élèves et ses successeurs ripostent énergiquement. Les travaux de ceux-ci succèdent à ceux des premiers ; les mémoires s'entassent, volumineux et variés, et nous arrivons ainsi jusqu'à ces jours derniers, sans que la question soit plus résolue dans un sens que dans l'autre.

Paulowski (119), un an déjà avant la mort de A. de Græfe, confirma de tous points, 'dans sa thèse inaugurale (Moscou 1869), les recherches de Biesiadecki sur la structure du chiasma.

Brown-Séquard (120), 1872, trouve, en expérimentant, que la section d'une bandelette optique produit l'amaurose du côté opposé, que la section antéro-postérieure et verticale du chiasma, sur la ligne médiane, produit l'amaurose des deux côtés, ce qui est contraire à la théorie de la semi-décussation.

Pour le dire en passant, il y a longtemps que Magendie (121) avait fait la même chose, et conclu de la même façon.

En outre, la blessure de plusieurs points du cerveau, chez des lapins et des cochons de mer, produit, entre les mains de Brown-Séquard, l'amaurose du côté opposé, tandis que la blessure de la moelle allongée et spinale détermine l'amaurose du même côté.

De ces expériences, et de l'observation clinique, Brown-Séquard tire les conclusions suivantes :

1° La bandelette optique met le côté correspondant du cerveau en relation avec les deux moitiés des deux rétines ;

2° L'amaurose consécutive aux lésions unilatérales d'une bandelette optique, ou d'un hémisphère cérébral n'est pas la conséquence de l'interruption des fibres conductrices, mais de troubles dans la nutrition de l'œil, et de l'appareil nerveux optique.

Par des procédés différents, et dans le même temps, Mandelstamm (122) et Michel (123) (1873) arrivent, chacun de leur côté, à cette conclusion que : l'entre-croisement des nerfs optiques est complet dans toute la série des vertébrés.

Mandelstamm se sert de la dissociation après macération dans une forte solution de potasse, et durcissement dans l'acide chromique, dissous au centième, dans l'alcool absolu. Toutes les fibres s'entre-croisent, à commencer par les plus voisines de l'angle antérieur du chiasma.

Arrivées sur le bord antérieur du chiasma, les fibres les plus internes le contournent, et subissent l'entrecroisement, à sa face inférieure ; au-dessous des fibres superficielles, parmi les sous-jacentes, les plus internes vont à l'angle antérieur, les plus externes à l'angle postérieur.

Superficielles ou profondes, toutes ces fibres, à cause de leurs changements de direction, semblent en imposer pour des commissures. La dissociation leur rend leur signification.

A ses études anatomiques Mandelstamm, joignant des recherches de physiologie, pratique sur un lapin la section de la bandelette optique dans le crâne, suivant le procédé de Gūdden (124). Après quatre semaines il n'y a plus dans l'œil opposé d e fibres à double contour ; quand on examine à l'ophthalmoscope, on constate de l'atrophie rétinienne, et la papille est entourée d'une auréole d'un gris soie.

L'œil du côté opéré est normal. Celui-ci est encore dans le même état sept semaines après l'opération ; mais dans l'autre, toutes les fibres rétiniennes ont disparu, sauf une petite zone. Cette dernière circonstance trouve son explication dans une section incomplète de la bandelette.

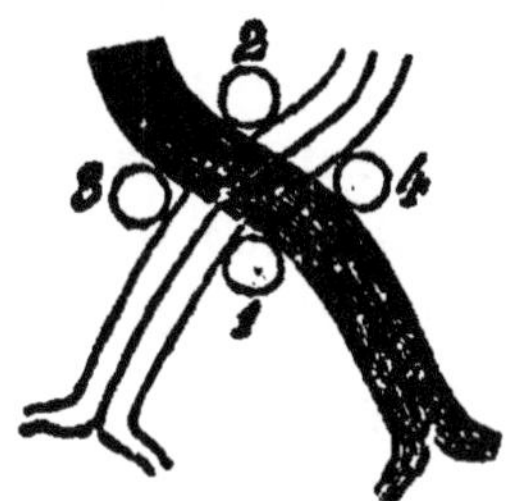

Fig. 4. — Schéma de l'entrecroisement complet d'après Th. Leber.
(Loco cit., p. 93 .)

Alors qu'il était assez heureux pour obtenir ces résultats par la dissociation, Mandelstamm n'arrivait à rien par les coupes horizontales ; aussi les considère-t-il comme impropres à amener au but. Et cependant, au moment où il écrivait ces choses, Michel, se servant des coupes horizontales, à travers toute la série des vertébrés, concluait, lui aussi, à l'entre-croisement total. Il indique trois modes d'entre-croisement.

1° Le plus simple consiste dans le passage des deux nerfs l'un au-dessus de l'autre (poissons).

2° Les fibres sont réunies en feuillets qui s'entre-croisent d'un côté à l'autre (forme foliacée ; oiseaux et amphibies).

3° Entre-croisement par petits faisceaux (mammifères).

Michel signale, à la face supérieure du chiasma des mammifères et de l'homme, un mince feuillet de substance grise, recouvrant une vacuole en communication avec la

cavité du troisième ventricule et avec celle de l'infundibulum et tapissée par l'épendyme.

Il l'a vue s'étendre jusqu'au bord antérieur du chiasma,
et se laisser distendre par une injection prudemment
poussée dans le troisième ventricule. Il dit avoir vu cette
vacuole s'emplir de liquide chez un enfant mort d'hydro-
céphalie.

Je me demande si Michel, en décrivant cette vacuole, ne
s'en est pas laissé imposer par le mince feuillet fibro-vasculaire, recouvrant les deux lames de substance grise, qu'
forment la troisième racine du nerf optique, et que M. Sap
pey (125) a décrite avec tant de soin.

Travaillant sous l'inspiration de Merkel, et trouvant
comme Mandelstamm que les coupes horizontales ne pou-
vaient l'amener au but, Schule (126) a recours aux coupes
obliques, inclinées de 45° par rapport au plan médian du
chiasma, et constate en outre des fibres optiques qui lui
paraissent toutes croisées, des fibres venues du tuber ci-
nercum, et de la lamina cinerea terminalis, passant à la
face supérieure du chiasma, pour aller gagner en partie le
nerf optique du côté correspondant.

D'après Michel et Mandelstamm, il n'y a pas de commissure latérale. Ils désignent, sous le nom de *commissure
postérieure*, un faisceau de fibres médullaires, blanches,
complètement séparé du chiasma par de la substance
grise.

Une série de recherches faites par Güdden (127), au
moyen de coupes sur les bandelettes optiques, chez des lapins nouveau-nés et chez des lapins adultes, l'ont conduit
au même résultat.

Il admet les conclusions de Michel et de Mandelstamm,
pour les poissons, les reptiles, les oiseaux (128); mais il

conteste leurs affirmations, pour les animaux qui ont des champs visuels superposables, ou communs.

Pour lui, l'examen des coupes minces n'a aucune valeur réelle, car il l'a conduit à admettre l'entre-croisement incomplet, en lui faisant voir les faisceaux latéraux directs admis par Henle et Hannover, aussi bien qu'il a conduit Michel à l'entre-croisement complet.

Güdden place les faisceaux directs à la partie supérieure et les croisés à la face inférieure du chiasma.

Ses expériences physiologiques (destruction d'un œil) déterminent, chez le lapin, l'atrophie du nerf du même côté, et de la bandelette du côté opposé. Il y a donc chez cet animal entre-croisement complet. Chez les chiens, c'est l'inverse. Ici l'atrophie consécutive à la perte d'un œil porte sur les deux bandelettes, mais principalement sur celle du côté opposé, sans doute parce qu'elle contient le faisceau croisé du côté blessé, plus volumineux que l'autre (le direct).

Schwalbe (129), admettant l'opinion de Biesiadecki, Paulowski, Mandelstamm et Michel, expose l'anatomie du nerf optique et du chiasma d'après leurs données. Selon lui, les inflexions que décrivent les fibres optiques, dans le chiasma, pour se rendre du nerf à la bandelette, les font se rencontrer sous un angle obtus ; si l'on fait une coupe, à ce niveau, on voit les faisceaux s'infléchir en anse, l'un vers l'autre ; c'est cette disposition qu'Hannover a désigné sous le nom de *commissura arcuata*, formées par les fasciculi. Quant à la commissura arcuata posterior d'Hannover, c'est simplement le faisceau de fibres médullaires blanches, séparé du bord postérieur du chiasma par une couche de substance grise, et qui n'a rien à voir avec les nerfs optiques, ainsi que l'ont montré Michel et Mandelstamm, chez le chien.

Schwalbe invoque encore les recherches de Brown-Séquard, que j'ai indiquées plus haut.

Cependant, il avoue que les dégénérescences consécutives à l'atrophie d'un œil ne sont pas aussi concluantes, en général. Chez les animaux, elles ont toujours un effet croisé ; mais il en est autrement chez l'homme, où la dégénérescence occupe tantôt le même côté, tantôt le côté opposé, tantôt les deux côtés à la fois ; souvent encore elle s'arrête en avant du chiasma (130).

L'entre-croisement total explique bien la dégénérescence du côté opposé. Les données relatives à l'atrophie de la bandelette du même côté, ou des deux côtés à la fois, reposent surtout sur des études macroscopiques ; il faut attendre les résultats fournis par l'histologie, qui viendront probablement apporter un nouveau jour sur la question.

· Reich (131) reprend les dernières expériences de Güdden ; chez le lapin, l'effet atrophique est absolument croisé, du nerf à la bandelette opposée. La commissure inférieure (Güdden), dite postérieure par Michel et Mandelstamm, faisceau blanc, recourbé en arrière, médiocrement large, et qui se dirige, en partie, vers les corps genouillés, ne s'atrophie pas, quand on arrache les deux yeux à un animal. Au contraire, ce que Güdden appelle le *tractus pédonculaire transverse* (bandelette étroite, qui passe au-dessus du pédoncule cérébral, perpendiculairement aux fibres de celui-ci), reste intact d'un côté et disparaît presque complètement du côté opposé, dans les lésions unilatérales. *L'entre-croisement du lapin est aonc total.*

Chez un jeune chien de deux jours, Reich enlève les deux yeux ; plus tard, il trouve les deux nerfs optiques, les deux tractus pédonculaires transverses (qui sont vraisemblablement en rapport avec l'organe de la vision), atrophiés, tandis que la commissure inférieure est normale. Chez un

autre petit chien de la même portée, il creva l'œil droit :
quand il en fit l'autopsie, plus tard, le nerf optique droit
était complètement atrophié, le tractus gauche un peu plus
mince que le droit, mais presque aussi large que la commissure inférieure de celui à qui on avait crevé les deux
yeux. Cette commissure était d'ailleurs intacte. Il faut conclure de là que le tractus gauche reçoit des fibres du nerf
optique gauche. Quant aux tractus pédonculaires transverses, ils étaient normaux ; le gauche cependant un peu
plus gros que le droit. Cette présence de fibres intactes dans
le tractus proprement dit, du côté opposé au nerf atrophié,
démontre chez le chien un entre-croisement partiel. Con-
cluant du chien à l'homme, l'auteur admet que chez celui-ci
l'existence de la semi-décussation est très vraisemblable.

Scheel (132) (1874) se prononce pour l'entre-croisement
complet, chez tous les vertébrés. Il n'apprend rien de nouveau. Il n'admet la commissure postérieure que chez les
poissons et les oiseaux : cette commissure n'appartient déjà
plus aux bandelettes optiques.

Maklakoff (133) (1874) cite trois cas d'hémiopie droite avec
aphasie, qu'il donne comme une preuve d'entre-croisement
complet. Woinow, qui analyse cette thèse, dans la publi-
cation de Nagel (134), remarque que ces observations ne
sont pas moins probantes pour la semi-décussation.

Mandelstamm (135) (1874) cherche à démontrer, contre
Schön (136), que l'entre-croisement complet explique aussi
bien l'hémiopie que la semi-décussation ; il rapporte trois
cas à l'appui de son dire. Et Schön (137) (1876) lui riposte
par un long article où, passant en revue les différentes
formes d'hémiopie, il rejette complètement la théorie de
la décussation totale.

A la suite de recherches entreprises sur l'hémianesthésie d'origine cérébrale (en foyers), et hystérique, M. le pro-

fesseur Charcot (133) ... olit que les lésions portant sur la région postérieure, le...culo-optique, de la capsule interne ont pour conséquence obligatoire l'hémianesthésie cérébrale, dans laquelle les sens, auxquels président les nerfs cérébraux proprement dits (nerf olfactif et nerf optique), sont intéressés, de façon à reproduire les caractères de l'hémianesthésie hystérique, qui n'en diffère que par sa mobilité.

Cette ressemblance parfaite entre les deux sortes d'hémianesthésie a été démontrée par M. Charcot (139) pour la sensibilité commune; par M. Magnan, pour les sens de l'ouïe, de l'odorat et du goût; et enfin par MM. Charcot et Landolt (140) pour le sens de la vue. Il résulte de ces diverses recherches qu'il y a diminution, ou, plus rarement, perte de la vue du même côté que l'hémianesthésie.

« Cette amblyopie croisée, dit M. Charcot (141), conséquence d'une lésion en foyer produisant l'hémianesthésie croisée, est très importante au point de vue des localisations. Ce fait est en contradiction avec les idées courantes, dues à la théorie de A. de Graefe (142), que les lésions en foyer produisent l'hémiopie homologue latérale. »

M. Charcot proteste, et remplace l'hémiopie par l'amblyopie croisée. Pour lui, il n'y a pas de cas authentique d'hémiopie par lésion en foyer; tous céux qu'on a cités indiquent, en même temps qu'une lésion de l'hémisphère, une autre ou la même lésion agissant sur la bandelette optique du même côté. Pour expliquer son amaurose croisée et du même côté que l'hémianesthésie, M. Charcot est obligé de modifier la théorie de la semi-décussation. Il suppose que « seuls, les faisceaux de la bandelette optique, qui se sont croisés dans le chiasma, affecteraient un trajet central, sans nouvel entre-croisement, tandis que les faisceaux directs (dexter et sinister) subiraient un ntree-croisement au delà des corps genouillés, et sur la ligne médiane, dans les tubercules qurdrijumeaux, par exemple. Cet entre-croisement supérieur complèterait l'autre, en ramenant à

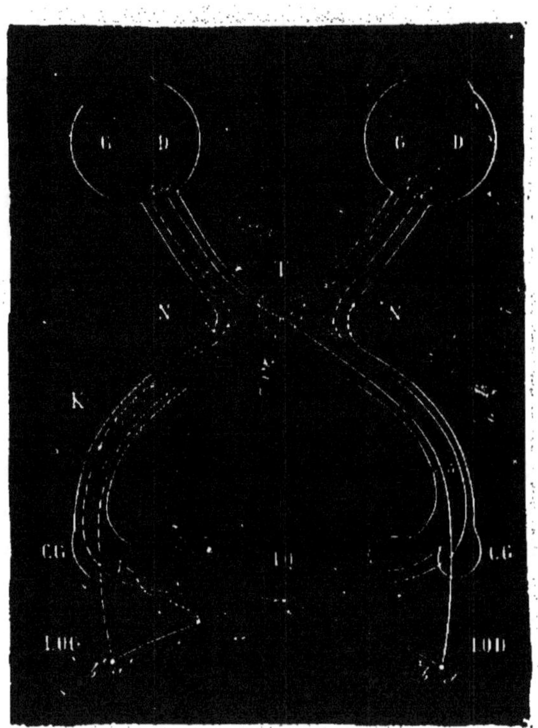

FIG. 5. — Empruntée à M. Charcot. Leçons sur les localisations, p. 124. Schéma destiné à faire comprendre les phénomènes de l'hémiopie latérale et de l'amblyopie croisée. — *T*, semi-décussation dans le chiasma. — *TQ*, Décussation en arrière des corps genouillés — *CG*, corps genouillés. — *a'*, *b*, fibres non entrecroisées dans le chiasma. — *b'*, *a*, fibres entrecroisées dans le chiasma. — *b'a'*, fibres provenant de l'œil droit, rapprochées en un point de l'hémisphère gauche *LOG*. — *LOD*, hémisphère droit. — *K*, lésion de la bandelette optique gauche produisant l'hémiopie latérale droite. — *LOG*, une lésion en ce point produirait l'amblyopie croisée droite. — *T*, lésions produisant l'hémiopie temporale. — *NN*, lésion produisant l'hémiopie nasale.

droite toutes les fibres venues de l'œil droit, et celles de l'œil gauche, à gauche. Grâce à cette hypothèse, la lésion de la bandelette produit, comme avant, l'hémiopie latérale homonyme, mais la lésion centrale produit l'amblyopie croisée. »

M. Charcot « livre son explication pour ce qu'elle vaut, car elle n'a aucune base anatomique. » Cette opinion se rapproche tout à fait de l'entre-croisement complet.

L'hypothèse anatomique de M. Charcot ne peut guère s'appuyer que sur un fait isolé et brièvement exposé de M. Bastian (143) : une lésion unilatérale des tubercules quadrijumeaux d'un côté aurait produit l'amblyopie croisée.

D'ailleurs, cette hypothèse a déjà été exprimée, en partie, par M. Lancereaux (144), dans un mémoire publié en 1864, combattant les idées de A. de Græfe, sur l'amaurose par névrite descendante, et névro-rétinite par compression veineuse ou compression directe sur les nerfs optiques, dans certains cas de tumeurs de la base du cerveau. L'auteur cite quatre observations (dont trois de tumeurs), où des lésions primitives de l'hémisphère ont secondairement atrophié les corps genouillés, les tubercules quadrijumeaux, les bandelettes et les nerfs optiques d'un côté, le faisceau antéro-latéral de la moelle, le pédoncule et la pyramide du côté opposé. De ces faits, M. Lancereaux conclut que toutes les fibres optiques ne finissent pas aux corps genouillés ou aux tubercules quadrijumeaux; une partie gagne l'écorce cérébrale (Gratiolet), où aboutissent les impressions lumineuses. Deux fois, sur quatre faits, il a vu la lésion de l'hémisphère, unilatérale, provoquer une amaurose double, et des lésions sur les deux conducteurs optiques. Ordinairement le nerf opposé au côté lésé est pris le premier, et l'atrophie envahit l'autre plus tard. *Ce fait, en opposition avec la semi-décussation, tend à faire admettre l'entre-croisement complet.* M. Lancereaux *pense que c'est par communication, au niveau des tubercules qua-drijumeaux, des éléments nerveux optiques, que se produit la double amaurose.* Il repousse l'opinion de de Græfe, qui veut qu'un foyer apoplectique ou inflammatoire, dans un hémisphère, n'explique jamais par lui-même une amaurose double, mais seulement une hémiopie.

La plupart des auteurs qui admettent l'entre-croisement partiel soutiennent, comme Henle (145), que, chez l'homme, les faisceaux directs (fasciculus dexter et sinister) sont plus minces que les faisceaux croisés. Ceux-ci occupent principalement la partie inférieure du chiasma, ceux-là la partie supérieure (?).

Schmidt Rimpler (146) a aussi soutenu cette opinion, et, comparant le volume du faisceau direct à celui du faisceau croisé, il considère le premier « comme un grain de sel » par rapport à l'autre. « Cette disposition explique comment la moitié nasale de la rétine est d'un meilleur fonctionnement que la moitié externe, » dit Hirschberg (147). Je me demande s'il ne vaut pas mieux dire que la plus grande partie de chaque rétine (y compris la région nasale) est fournie par le faisceau croisé. C'est, du moins, ce qui ressort absolument des expériences récentes de Hermann Munk (148). Je regrette infiniment de ne pouvoir, à cause de leur longueur, reproduire complètement ces expériences; on les trouvera dans le n° 49 du Progrès médical, 7 décembre 1879 ; je me borne à en donner les conclusions. « La plus grande partie de chaque rétine est réunie à la *sphère visuelle* du côté opposé, tandis que la plus petite partie seulement, et spécialement la partie latérale externe, est réunie à la *sphère visuelle* correspondante. »

Variable suivant les animaux (chien), cette partie latérale externe ne comprend jamais plus d'un quart de la surface rétinienne. Les troubles visuels varient, suivant qu'on a enlevé ou non toute la sphère visuelle, ou bien suivant qu'on a enlevé telle ou telle portion de cette sphère. Le résultat des recherches faites par Munk, dans ce sens, est que chaque rétine se trouve, par sa partie latérale externe, en rapport avec la partie latérale externe de la sphère visuelle correspondante. La partie, beaucoup plus considérable, qui reste de chaque rétine, appartient à la partie beaucoup plus considérable qui reste de la sphère visuelle du côté opposé. Quant à la portion latérale externe restante, dans ces cas, elle est très insuffisante comme vision ; l'animal est obligé de se détourner pour la mettre au centre de son champ visuel restant ; son acuité visuelle, dans ces conditions, est moins bonne, surtout pendant les premiers jours après l'expérience ; pendant les semaines suivantes, le chien apprend à se mouvoir plus facilement et à mieux se servir de ce qui lui reste de sa vision, puis cet état demeure stationnaire des semaines et des mois.

Tout me porte à croire que c'est aussi là ce qui se passe dans les cas d'hémianesthésie générale et sensorielle. La lésion, sans doute, occupe au point de vue fonctionnel, sinon matériellement, la *sphère visuelle* de Munk, et les malades ne voient plus par la portion du champ rétinien, qui correspond à celle-ci ; je ne considère ici qu'un seul œil. Le même raisonnement est applicable pour les deux, pris simultanément ; mais les malades voient encore un peu par la portion latérale externe de la rétine, que fournit le tractus direct venu de l'hémisphère opposé ; voilà pourquoi ils sont amblyopes et non point amaurotiques, et pourquoi la perte du sens est croisée, comme celle de la sensibilité générale.

Telle est, je pense, l'explication que l'on peut substituer, dès lors, à l'hypothèse si ingénieuse de M. le professeur

Charcot, sur l'entre-croisement supplémentaire du faisceau direct, dans les tubercules quadrijumeaux. Grâce à elle, nous sommes ramené au type de la semi-décussation, vers laquelle j'avoue un penchant plus grand que vers l'entre-croisement total.

La recherche attentive du siège de la lésion, dans les autopsies d'hémianesthésies cérébrales, montrera peut-être sa localisation dans la *sphère visuelle*, tandis que dans tous les cas d'hémianesthésie (hystérique ou cérébrale), la périmétrie et la campimétrie feront, pendant la vie, localiser la perte de la vue dans la moitié interne de la rétine (animée par le faisceau croisé).

On trouve, dans le grand Traité de Græfe et Sœmisch, un article de Leuckart (149) sur le développement du nerf optique, où sont reproduites les idées de Michel, et où l'auteur conclut à l'entre-croisement complet dans toute la série des vertébrés : l'enveloppe que la pie-mère fournit au nerf optique se compose de deux couches. La plus superficielle est d'une épaisseur très variable, quelquefois elle est énorme. La plus profonde est plus mince ; elle offre des plissements qui ne sont pas formés par des trabécules, partant de la face profonde d'une gaîne générale, mais qui s'enfoncent entre les fibres nerveuses, absolument comme la plèvre viscérale s'enfonce entre deux lobes pulmonaires. Les plissements, parallèles à la longueur du nerf optique, forment des cannelures qui deviennent de plus en plus nombreuses, à mesure qu'on observe sur des animaux d'un ordre plus élevé. Les vaisseaux se placent dans ces cannelures. Les replis ainsi formés par le reploiement de l'enveloppe du nerf optique sont plus ou moins développés. Chez le saumon, par exemple, les faisceaux nerveux sont tout à fait séparés les uns des autres. Sur la coupe verticale du chiasma de la buse, on voit une ligne sinueuse de droite à gauche et de gauche à droite, formée par les réflexions de la gaîne sur les fascicules du nerf, qui représente la superposition des faisceaux, arrivant alternativement d'un côté et de l'autre. On voit aussi, sur une coupe horizontale, l'entre-croisement s'effectuer sur la ligne médiane. Ces faisceaux deviennent de plus en plus petits, quand on les étudie sur des sujets plus élevés dans l'échelle animale. Michel (150) dit que chez les mammifères, l'entrecroisement est rendu tout à fait complexe par la petitesse des faisceaux. Il le compare à une tresse de paille. On ne peut plus poursuivre les réflexions de la pie-mère ; il n'y a plus que du tissu cellulaire en réseaux, et comme l'entre-croisement se fait aussi dans le sens vertical, la difficulté de reconstituer cette disposition augmente encore.

Le congrès ophthalmologique d'Heildelberg s'est, à plusieurs reprises, occupé de la question de l'entre-croisement des nerfs optiques. Woinow (151), en 1875, y exposait les résultats contradictoires fournis par les recherches sur les animaux, et montrait des préparations provenant d'une femme morte à cinquante ans qui, depuis quarante ans, avait perdu l'œil gauche. Le nerf optique gauche et les deux bandelettes optiques (surtout la gauche) étaient atrophiés. Examen favorable à la semi-décussation. Hirschberg (152) fait remarquer que l'entre-croisement total doit avoir lieu, chez la plupart des animaux, parce que ceux-ci n'ont pas la vision binoculaire. Dès qu'il y a un champ visuel commun, il doit y avoir, nécessairement, des faisceaux latéraux, correspondant à la partie commune du champ de la vision. Il ne faut donc pas conclure des animaux à l'homme.

Donders (153) trouve que l'entre-croisement partiel est loin d'être démontré, chez l'homme. C'est seulement une théorie commode pour l'interprétation de certains faits cliniques. Il dit avoir vu à la suite de la destruction de l'œil droit, longtemps après, l'atrophie du nerf optique droit, et des deux tractus, plaidant en faveur de la semi-décussation. D'après Woinow (154), Adamück (155), qui a répété les expériences de Güdden (156), sur des chiens et des chats, a vu l'atrophie gagner les deux tractus, surtout celui du côté du nerf atrophié.

Donders (157) fait la remarque suivante : il semble constaté que, chez l'homme, la décussation est partielle et qu'elle se fait d'une façon égale pour chaque moitié de rétine.

Dans la dixième session du même congrès (1877), le professeur Schmidt Rimpler (158) donne une démonstration par le fait de laquelle les fibres entre-croisées dans le chiasma sont en plus grand nombre que les fibres directes, de sorte que la semi-décussation doit être considérée : *cum grano salis*, suivant son expression. Schön (159) explique par des différences individuelles ces divergences, que l'on remarque dans les quantités réciproques des fibres directes et croisées; n'en est-il pas de même pour l'entre croisement des pyramides d'après Blessig? Samelsohn (160) croit que le doute provoqué sur ces différences tient à ce que, dans l'hémiopie qui a servi de base au travail de Schmidt Rimpler, on ne considère que le chiasma, tandisqu'il faudrait, comme le veulent Schwigger et Förster, chercher la cause de ce symptôme dans les centres nerveux, où les fibres nerveuses se trouvaient réunies en faisceaux. Königshöffer (161) rappelle que Michel s'est prononcé pour la décussation totale.

L'étude de la dégénération secondaire, dans un cas où le sujet avait subi, sept ans avant sa mort, l'énucléation de l'œil droit, a démontré à Paul Baumgarten (162) de Königsberg, la réalité de la semi-décussation. Le nerf optique

droit avait subi la dégénérescence grise complète. A l'œil
nu, celle-ci ne paraissait pas arriver jusqu'à la partie postérieure du chiasma ; mais, au microscope, on voyait sur
les deux bandelettes une zone de plusieurs millimètres
manquant de myéline ; cette zone occupait, à droite, le seg-
ment inféro-interne.

Nicati (163) pratique, sur des chats, la section antéro-
postérieure, verticale et médiane du chiasma, et ses animaux ne sont pas aveuglés. Ils ont donc la semi-décussation. Nous verrons, plus loin, le même auteur établir la
possibilité de la comparaison entre l'homme et le chat, et
tirer de là un argument en faveur de l'entre-croisement
partiel, dans l'espèce humaine. Ces résultats sont l'inverse
de ceux obtenus par Magendie (164), Brown-Séquard (165)
et Beauregard (166) sur les lapins, les cochons d'Inde, les
oiseaux et les lézards verts. Nicati établit cet autre rapport entre le chiasma de l'homme et celui du chat, que, dans
les deux, il y a un grand développement en largeur à cause
de l'ouverture d'angle considérable, sous laquelle se ren-
contrent le nerf et la bandelette du même côté ; tandis que,
chez les autres animaux, cet angle est très aigu.

Jusqu'ici, les auteurs ont demandé seulement aux
moyens ordinaires que l'anatomie macroscopique, l'histologie et la physiologie expérimentale mettent entre leurs
mains, la solution du problème que nous poursuivons
avec eux. Nous allons voir maintenant Güdden (167) s'a-
dresser à une nouvelle méthode d'investigation, et trouver
des imitateurs nombreux.

Revenant à son dernier travail, où il soutenait que, chez
les animaux supérieurs, jouissant de la vision binoculaire,
l'entre-croisement est incomplet, tandis qu'il est total,
chez les animaux dont les champs visuels ne se touchent
pas, cet infatigable chercheur raconte qu'il a eu l'oc-

casion d'examiner le cerveau d'un chien adulte, chez lequel on avait détruit, dans le jeune âge, *plusieurs circonvolutions frontales*, à droite. C'est alors qu'examinant attentivement les nerfs optiques et les bandelettes, il eut
l'idée de se rendre exactement compte des lésions atrophiques, en procédant à la mensuration des coupes faites
en des régions déterminées. Il obtient le résultat suivant :

Largeur de la bandelette optique gauche.	1 millim.	4
— — — droite .	2	4
— du nerf optique gauche.	2	»
— — droit.	1	8

Après avoir attiré l'attention sur l'importance de ces
mensurations, et les avantages qu'on en pourra retirer, il
ajoute, en faisant allusion aux critiques de Mandelstamm :
« On ne se refusera pas à admettre la semi-décussation chez
le chien. » Quant à l'homme, on peut, en procédant de la
même façon, se convaincre de la semi-décussation, sur
une série de coupes minces du chiasma. Ce dernier travail
de Güdden est d'une importance manifeste, car Michel
constate (168) que, depuis son apparition, les partisans de
l'entre-croisement partiel pour les animaux supérieurs
(chiens, singe, homme) sont devenus plus nombreux. Cette
opinion semblait, en outre, fortement accréditée par les
faits d'hémiopie.

Michel (169) attaque violemment les conclusions du
mémoire de Reich (170) et cherche à renverser celles de
Güdden. « La méthode de cet auteur, dit-il, doit donner
lieu à des erreurs ; et je n'attache pas d'importance à une
seule mensuration, mais beaucoup à plusieurs. » Aussi, il
s'empresse d'énucléer un œil ou les deux yeux à dix chiens
nouveau-nés. Puis, au bout d'un temps plus ou moins
long, il examine le nerf optique, le chiasma et les bande-

lettes et fait des mensurations. Pour l'énucléation unilatérale, il trouve que le degré d'atrophie de la bandelette du côté non opéré est plus fort que celui du côté opéré. Or, avec la semi-décussation, les deux bandelettes devraient offrir une atrophie partielle. Il conclut de là qu'il y a entre-croisement total.

Le procédé des mensurations fournit à Nicati (171) le moyen de venir confirmer les conclusions de Güdden : « Etant données, dit-il, plusieurs sections, perpendiculaires à l'axe d'un faisceau de fibres d'égal diamètre, le nombre de fibres contenues dans chaque section sera proportionnel à sa surface. » Les surfaces qu'il se propose d'étudier sont les suivantes : section des bandelettes, section des nerfs optiques, section longitudinale médiane, section transverse. En prenant des moyennes, il cherche à arriver à la formule : πR^2. Ses mensurations sont prises au compas, sur un micromètre objectif, et au diplomètre de Landolt. Les pièces à examiner sont durcies dans le liquide de Müller ou dans le bichromate d'ammoniaque à 2 0/0. Il résulte de ses recherches que le croisement ne saurait être complet, même chez le lapin, parce que la surface de la coupe médiane verticale n'est pas supérieure à celle de la coupe transverse. Les chiasmas du chien et du chat ont la même forme que celui de l'homme, et sont avec lui dans le rapport de 1 à 3. La distribution doit être la même dans le chiasma du chat et dans celui de l'homme, d'où il est permis de conclure de l'un à l'autre.

En faisant, sur des animaux vivants, la section médiane, antéro-postérieure, verticale du chiasma, Nicati constate que les lapins et les cobayes sont tous aveuglés, et qu'il n'en est pas de même pour le chat. Il a opéré ainsi, par un procédé qui lui est propre, et avec succès, six jeunes chats. La vue persistant après section, il faut admettre que l'entre croisement n'est pas complet dans le chiasma du chat ; il en découle aussi qu'il doit en être de même pour l'homme, puisque la structure de son chiasma est semblable.

L'existence des faisceaux latéraux, directs (fasciculus dexter et sinister), est ainsi démontrée chez le chat et chez l'homme. Si l'on s'en rapporte aux résultats des mensurations de surface de la coupe, la conclusion doit être la même pour le lapin. D'autres auteurs Meyerhausen et Grossman (172) sont arrivés au même résultat. D'après eux, le lapin a un petit champ visuel commun, de 20° environ.

Güdden (173) a, tout récemment, donné le jour à un nouvel article, où il se défend très énergiquement des reproches que lui a adressés Michel (174). Il continue ses mensurations, mais, cette fois, il opère sur de plus grands animaux, pour avoir des surfaces plus considérables, et fait des coupes au moyen du micromètre à vis, et de la loupe. Et comme Michel l'accuse de ne pas tenir compte, dans ses mensurations, de la commissure postérieure, Güdden lui observe qu'il ne connaît pas *sa commissure* ; celle-ci ne devenant apparente que par l'atrophie des bandelettes. Puis il décrit la commissure de Meynert, faisceau de fibres contenu dans le tuber cinereum, se recourbant en arrière dans le gris du ventricule moyen, sans qu'on connaisse encore sa terminaison. « Cette commissure, dit Forel (175), ne doit pas être confondue avec celle de Güdden, qui fait partie du tractus optique ; elle descend des deux côtés, et l'on constate qu'elle ne se perd pas dans le tuber cinereum, mais bien, latéralement, entre les tractus optiques et le noyau lenticulaire, dans la substance innominée. » Chez les lapins, ce faisceau de Meynert est toujours recouvert de substance grise ; on le voit sur la ligne médiane de la face dorsale du chiasma. En dehors, on le voit sur la face latérale du pied du pédoncule cérébral, où il disparaît subitement, à l'œil nu. Plus le cerveau est développé, plus le faisceau de Meynert est placé bas. Chez l'homme, vers la base, il disparaît sous le tractus optique. Burdach (176) voudrait que ces faisceaux rejoignent le locus niger de Sœmmering. Il n'en est rien selon Meynert. Une bande de substance grise sépare la commissure de Meynert du tractus et du chiasma.

Güdden signale les fibres vagues, qui vont du tuber cinereum, transversalement sur le dos du chiasma et qui n'a boutissent à aucun groupe ganglionnaire.

Puis il passe à ce qu'il appelle *ma commissure*. Celle-ci est entièrement confondue avec le tractus, et ne peut en être distinguée qu'après l'énucléation des deux yeux : on la trouve à la face inférieure du tractus et du chiasma, où un petit sillon la révèle quelquefois, surtout chez le lapin. Dans les préparations histologiques, on la reconnaît à ce qu'elle se colore facilement par le carmin.

Güdden (177), dans ses précédents travaux, avait adopté l'entre-croisement complet pour le lapin, et cependant aujourd'hui, il est démontré qu'il y a un tout petit faisceau non croisé.

L'auteur extirpe le tubercule quadrijumeau supérieur, le corps genouillé externe et le thalamus d'un côté. Six mois après, on tue le lapin, et l'on trouve le tractus complètement réduit à sa névroglie. Dans le nerf opposé, on voit un faisceau non croisé, comme un fil blanc, presque transparent, dans la névroglie.

Chez d'autres lapins, section du chiasma, et ablation du nerf et du tractus du même côté, qui déterminent la disparition des faisceaux croisés, dans le nerf du côté opposé ; et, dans la bandelette de ce même côté opposé, disparition de commissure de Güdden et de celle de Meynert. Il ne

reste plus que le faisceau non croisé du côté opposé. Güdden a répété les expériences de Hermann Munk (178), mais
sans succès, chez le chien.

Il établit que tout nerf coupé perd ses tubes nerveux,
mais conserve tous ses éléments accessoires. Le nerf optique, malgré Luys (179), Meynert (180) et Kölliker (181), ne
diffère des autres nerfs, à ce point de vue, qu'au niveau du
chiasma, où sa charpente de névroglie ressemble à celle du
cerveau.

Michel veut que, chez un de ses chiens énucléé d'un œil,
il y ait eu atrophie partielle de la bandelette du côté
opposé, et pas de celle du même côté : Mais Güdden met
cela sur le compte de l'âge avancé de l'animal (six semaines), au moment de l'opération. Si Michel connaissait la
commissure de Güdden, il ne ferait pas toutes ces erreurs,
que lui facilite encor l'emploi de la chambre claire.

En général, l'atrophie ne retentit jusqu'au centre nerveux, que si la rétine est détruite dès le jeune âge. Cette
proposition est trop absolue ; mais, en dehors de ces conditions, l'atrophie exige beaucoup plus de temps pour se
produire.

Quant aux mensurations des surfaces de section trans-
versale des nerfs optiques, et des bandelettes, bien qu'elles
ne soient pas exemptes de toute source d'erreur, elles donnent les résultats suivants : chien, croisement partiel,
faisceau croisé plus grand que le direct ; chat, idem;
homme, semi-décussation, faisceau croisé plus considérable.

Mohr (182) cite à l'appui de la semi-décussation un fait
personnel d'hémiopie, avec autopsie ; coupe de la base du
cerveau ; kyste étendu vers la couche optique gauche ; sous
celle-ci, autre kyste moitié moindre, en avant et au-dessous de la couche optique, tumeur du volume d'une noi-

sette sur la selle turcique, et aplatissant fortement le chiasma et le nerf optique gauche.

Ce dernier travail de Güdden est un article de polémique vive et parfois amusante, où le principal défenseur de la décussation totale, noyé dans un déluge d'arguments et de faits, percé de traits aigus, quoique parfois assez lourdement lancés, semble définitivement condamné. Mais s'en tiendra-t-il là, et laissera-t-il son adversaire établir tranquillement l'existence de l'entre-croisement partiel? Je ne le pense pas ; l'accord ne se fera pas encore, avec la tournure qu'ont prise les choses, il y a tout lieu de croire que Michel répondra et que la question sera remise encore en litige.

En présence des longues et pénibles recherches, des travaux consciencieux, publiés par les partisans des deux théories, il est peut-être un peu difficile de se décider à faire son choix, pour ou contre la semi-décussation. Cependant, je me sens beaucoup plus touché par les résultats anatomiques et expérimentaux de ceux qui ont accepté l'entre-croissement partiel. Les faits cliniques, que nous allons étudier tout à l'heure, s'accommodent mieux de cette théorie. Les conclusions à déduire des faits m'y paraissent plus nettement, et plus rigoureusement posées. Somme toute, en tenant compte plutôt de la valeur que du nombre des opinions, comme le dit très bien Hirschberg (183) je me range du côté de la semi-décussation.

Plusieurs faits me frappent vivement au cours de cette histoire anatomique et physiologique de la question qui m'occupe. D'abord, c'est de voir des auteurs faire leurs recherches sur des animaux d'un ordre relativement inférieur, et conclure de ceux-ci à d'autres plus élevés et même à l'homme.

Je demande pardon aux plus anciens partisans de l'entre-croisement complet, à ceux que Galien (184) a réfutés, à Cheselden, Petit, Sœmmering, Edel, Nöthig, Collins, et d'autres leurs contemporains, de ne pas compter avec eux. Privés des moyens d'exploration, dont ont disposé ceux qui sont venus après eux, ils n'ont guère pu s'en rapporter qu'à des examens trop superficiels, ou simplement qu'à leur sentiment personnel (ce qui est toujours une mauvaise façon de juger dans les sciences), pour qu'on puisse attribuer à leur opinion une valeur réelle.

Mais à une époque plus rapprochée de nous, je vois Magendie (185) adopter l'entre-croisement complet chez l'homme, parce qu'il l'a constaté chez le lapin. Je fais le même reproche à ceux qui ont admis la semi-décussation, par le même raisonnement.

Il aurait fallu ne se décider pour l'une ou l'autre théorie, dans chaque espèce animale, qu'après en avoir constaté l'existence positive. Michel (185) dans ces conditions n'aurait pas dit : « Il serait vraiment étrange, alors que chez des mammifères un entre-croisement complet existe, qu'il n'en soit pas de même chez l'homme. »

Les résultats ultérieurs ont prouvé que cette façon de raisonner était fausse, puisqu'il est démontré aujourd'hui, que les mammifères supérieurs (chat, chien, singe, etc... et probablement même lapin), qui ont un champ visuel commun, offrent des exemples de semi-décussation. Il eût été d'autant plus prudent de se tenir sur une sage réserve que ceux, par exemple, qui ont admis la décussation totale, d'après leurs études histologiques (Michel, Mandelstamm, Leuckart, etc.), ont insisté beaucoup pour faire remarquer combien il devenait difficile, chez les animaux tout à fait supérieurs et chez l'homme, de constater la disposition finement fasciculée des fibres nerveuses dans le chiasma.

Je suppose encore, et j'admets que tout le monde soit

d'accord sur la structure du chiasma, dans toute la série animale, ce n'est pas une raison suffisante pour admettre que chez l'homme la disposition soit la même. Or, comme les réponses de l'expérimentation physiologique, qui sont d'un plus grand secours que tout autre moyen, pour juger la question, ne peuvent être appliquées à l'espèce humaine, il faudra attendre que l'expérimentation créée fatalement par les cas pathologiques vienne élucider la question.

C'est donc, à mon avis, sur les autopsies bien faites, et, en second lieu, sur les travaux d'histologie normale ou pathologique, que devront se baser toutes les recherches sur le chiasma humain ; sauf à admettre comme confirmation les résultats de l'anatomie comparée, fournis par les animaux qui se rapprochent le plus de nous.

Je ne veux pas terminer sans jeter un coup d'œil en arrière, sur ce travail de revue anatomique que je suis étonné d'avoir fait si long, et sans rechercher ce que nous avons appris de nouveau, grâce aux efforts de tous ceux que j'ai cités. Les bénéfices ne me paraissent pas en rapport avec la peine prise. Si nous partons du moment où l'entente était générale sur la structure du chiasma, c'est-à-dire de l'époque où Hannover a déjà écrit son mémoire et où A. de Graefe a donné à la semi-décussation l'appui de son autorité, nous assistons à une lutte acharnée entre les défenseurs de l'ancienne théorie et ceux qui veulent la renverser. Mais que sort-il de tout cela ?

Nous revenons à peu près exactement à notre point de départ. Si la semi-décussation obtient définitivement le triomphe, la description de Hannover restera toujours bonne. Il n'y a presque rien à y changer : il est vrai qu'on lui a supprimé sa commissure antérieure ; mais on l'en a dédommagée, en lui accordant deux commissures postérieures : celles de Meynert, et celle de Güdden. Et c'est tout !

Ce serait presque le cas de terminer par le vers trop connu du fabuliste.

DEUXIÈME PARTIE

De l'Hémianopsie (Hémiopie).

INTRODUCTION.

Je dois, tout d'abord, un mot d'explication sur la valeur du terme *hémianopsie*, qui tend de plus en plus, et à juste titre, à remplacer l'ancienne dénomination d'*hémiopie*.

La perte d'une moitié du champ visuel a été successivement appelée du nom de *visus dimidiatus*, *hémiopsie*, *hémiopie*; ce dernier, qui est encore aujourd'hui en faveur, auprès du plus grand nombre, paraît, au premier aspect, répondre parfaitement à ce qu'il doit désigner. Mais il suffit de lire une observation, un travail où le mot hémiopie revient souvent, pour voir, au contraire, qu'il laisse beaucoup à désirer : tout d'un coup, on est arrêté dans la lecture, et l'on se demande s'il s'applique à la moitié absente du champ visuel, ou bien s'il vise la moitié de la rétine qui fonctionne encore.

« Ainsi, le défaut de la moitié temporale (1) du champ visuel de chaque œil a été nommé, par certains, *hémiopie temporale*, par d'autres, plus correctement au point de vue grammatical, *hémiopie nasale*; or, si l'on emploie, dans ce cas, le nom d'*hémianopsie temporale*, il est clair, pour tout

le monde, à cause de l'α privatif, que c'est la portion nasale du champ visuel qui est perdue. »

Il y a donc, par l'emploi du mot *hémiopie*, une confu-
sion qui doit disparaître, parce qu'elle rend la lecture pé-
nible et qu'elle peut donner lieu à de fausses interpréta-
tions, si l'on n'y prend pas garde. Certains auteurs, en effet, au lieu de faire rapporter le mot hémiopie à la région
de la rétine qui voit encore, l'ont fait correspondre à la
moitié perdue du champ visuel, ce qui implique immédiatement une transposition du siège de la lésion, comme
je le disais tout à l'heure.

Ferdinand Monoyer (2) a eu, le premier, l'idée de substituer le nom d'hémianopsie à celui d'hémiopie.

Dans une note qu'il ajoute au bas de la p. 247 du t. LV
(9ᵉ série, t. V), 1866, des Annales d'Oculistique, il s'ex-
prime ainsi :

« L'usage semble prévaloir de dire que dans un œil,
l'hémiopie est à gauche, par exemple, quand c'est, au contraire, dans la moitié droite du champ visuel que la vision
est conservée ; c'est, à mon avis, une manière défectueuse
de s'exprimer, constituant un contre-sens au point de vue
étymologique, et prêtant, par cela même, à l'équivoque.
Ne serait-il pas, dès lors, convenable de *remplacer, dans
ce cas, le terme d'hémiopie par celui d'hémianopie, qui si-
gnifie absence de vision dans une des moitiés du champ visuel ; l'hémianopie n'est autre chose que l'hémiplégie visuelle.*

« L'épithète d'homonyme appliquée à l'hémiopie double
affectant le même côté, droit ou gauche, de chaque œil, ne
me paraît pas mieux choisie, car elle conviendrait aussi
bien à l'hémiopie croisée, qui occupe, dans chaque œil, le
côté du même nom, externe ou interne ; l'expression d'hé-

mianopie correspondante nous semble donc devoir être préférée à celle d'hémianopie homonyme. »

Hirschberg (3) ne doit pas avoir eu connaissance de cette note, car il dit : « J'ai proposé le nom d'*hémianopsie*, afin d'éviter des double-sens, et cette proposition a été admise par divers auteurs, en particulier par Th. Leber (4). »

Or, d'après les renseignements que j'ai pu me procurer, la proposition d'Hirschberg ne remonte pas au delà de l'année 1877, ou au plus tard 1870 ; tandis que celle de Monoyer, alors agrégé à notre ancienne Faculté de Strasbourg, remonte à 1866 ; et depuis lors, dans diverses analyses des Annales d'Oculistique   uteur a continué à employer et à recommander cette ex   sion.

Remarquons seulement qu'au lieu d'hémianopie, Hirschberg écrit hémianopsie, qui est plus correct comme étymologie.

EXPOSÉ. — DÉFINITION.

Qu'elle dépende d'un trouble fonctionnel ou d'une altération matérielle, l'hémianopsie est toujours la manifestaion d'une lésion de l'appareil nerveux intra-crânien, siégeant soit dans le centre lui-même, soit sur les expansions périphériques, qui constituent les nerfs optiques.

En raison même de cette circonstance et de la théorie de la semi-décussation, que je prendrai comme base physiologique de ce travail, l'hémianopsie doit être *fatalement* traduite par des modifications symétriques et congruentes, survenues dans les moitiés correspondantes du champ visuel de chaque œil. La cause quelconque, qui la détermine, devra donc, nécessairement aussi, agir sur les régions étendues des centres visuels hémisphériques au point où le nerf optique se dégage du chiasma exclusivement.

Je ne connais pas d'exemple suffisamment démonstratif, pour me faire admettre une hémianopsie unilatérale résultant d'une lésion, qui porterait sur le trajet des nerfs optiques, à partir de l'angle antérieur du chiasma, jusqu'au bulbe oculaire.

Cette exclusion doit également s'étendre, comme je le dirai plus tard, aux cas où des rétrécissements hémiopiques ont été produits par des embolies de l'appareil artériel de la rétine.

Ainsi se trouvent tout naturellement séparées de l'hémianopsie des affections, qui peuvent donner le change et en imposer pour elle.

Telles sont certaines maladies de la cornée ou de l'iris

qui, interceptant en partie les rayons visuels, rendent quelquefois des erreurs possibles ; je pourrais en citer un exemple célèbre, Madame de Pompadour, qui par suite d'un refroidissement eut, au dire de Demours (5), une amaurose partielle fugace ; en y regardant de plus près, on s'aperçoit qu'il y avait quelque chose du côté de l'iris (*).

Tels sont encore les phénomènes hémiopiques monoculaires indiqués, mais jamais observés par Knapp (6), survenant en conséquence d'une compression (par tumeur, hémorrhagie, exostose) sur le nerf optique, dans son parcours intra-orbitaire.

Tels enfin, les cas d'atrophie primitive des nerfs optiques, de névrite ou de névro-rétinite, les décollements rétiniens, les hémorrhagies intra-oculaires ; certains glaucômes même, capables de produire des scotomes assez étendus et assez favorablement disposés pour simuler une hémianopsie.

J'ai dit, tout à l'heure, que l'hémianopsie doit être *symétrique*, frapper des portions correspondantes de chaque rétine ; il n'est pas besoin que toute une moitié de chaque champ visuel soit rigoureusement absente. Les efforts de Schön (7), de Förster (8), ont abouti à faire accepter comme hémianopsie des cas où des *scotomes partiels correspondants* se développent dans chaque œil, constituant alors ce qu'on appelle *l'hémianopsie partielle*, par opposition à *l'hémianopsie totale*, constituée par la disparition de toute une moitié du champ visuel.

(*) Les anciens (Richter, Jourdan) considèrent que l'hémiopie symptomatique dépend de quelque vice de conformation ou de quelque affection de la patrie antérienre de l'œil : taies de la cornée, taches de la capsule cristalline, déplacement de la pupille par suite de la hernie de l'iris, de synéchies antérieures ou postérieures, de décollement de l'iris, au niveau de la circonférence du ligament ciliaire.

Que la perte de sensibilité rétinienne existe au même degré, dans toute l'étendue du scotome, et pour toutes les impressions lumineuses, l'hémianopsie est dite *absolue ;* elle est *relative* dans le cas où certains agents lumineux ou colorés peuvent encore faire naître des sensations plus ou moins nettes.

Enfin, si l'hémianopsie ne s'accompagne d'aucune autre affection cérébrale ou oculaire, on la qualifie de l'épithète de *pure ;* contrairement, elle est *compliquée.*

Quelques auteurs ont attribué beaucoup d'importance à une dernière qualification de l'hémianopsie, celle qui a trait à sa marche, à sa durée. Il y en a, en effet, qui tiennent absolument à l'appeler *persistante* ou *stationnaire*, pour la distinguer de l'hémianopsie temporaire, que l'on connaît aussi sous la dénomination de *amaurosis partialis fugax.* Ce qualificatif de stationnaire n'est pas heureux, parce qu'il fixe, pour ainsi dire, la lésion sous des traits qui ne devraient plus changer. Or, il n'en est rien, du moins d'une façon absolue. Telle hémianopsie, en effet, peut n'arriver à son summum que par poussées, tandis que telle autre, après s'être présentée d'abord à son maximum, peut dé-croître d'une façon plus ou moins complète ; on cite même, heureusement, quelques cas de guérison.

Mieux vaut donc laisser de côté cette dernière manière d'être de l'hémianopsie, au point de vue de son évolution, ou bien, si l'on aime mieux, la qualifier simplement de l'épithète *durable*, qui me semble ne rien préjuger.

Après cette rapide esquisse des principaux caractères, qui doivent constituer l'hémianopsie, je crois être en mesure de donner de celle-ci une définition suffisante. Je dirai donc, que :

Symptôme d'un état morbide intra-crânien, l'hémianopsie consiste en une anesthésie symétrique, totale ou partielle, absolue ou relative, dans la moitié correspondante de chaque rétine, tantôt pure, tantôt compliquée d'autres troubles cérébraux ou oculaires. La perte plus ou moins durable de la moitié opposée du champ visuel est la traduction de cet appareil symptomatique.

Cette définition exclut complètement de mon cadre l'amaurose partielle temporaire ou hémiopie passagère, simple trouble fonctionnel, qui peut revêtir différentes formes. Ce n'est pas à dire pour cela, que je veuille lui refuser le nom sous lequel on la désigne habituellement, et les caractères qui lui sont propres. J'entends dire simplement, que j'envisage seulement les cas qui relèvent d'un désordre matériel de l'encéphale.

IIISTORIQUE.

Chose singulière, c'est par cette hémianopsie fugace que l'on est arrivé à la découverte de la forme que je me propose d'étudier. Aussi, pendant ces recherches historiques, je serai souvent obligé de m'occuper d'elle ; mais après, je l'abandonnerai complètement.

La connaissance de l'hémianopsie ne remonte pas à une époque bien éloignée de nous.

A. Vater et Ch. Heinicke (9) la décrivirent, les premiers, en 1723, avec une finesse d'observation et d'interprétation, qui a droit de nous surprendre encore aujourd'hui. Cette trouvaille était d'autant plus heureuse, qu'elle devait conduire ses inventeurs à la découverte de la semi-décussation. Comme le dit fort justement Nagel (10), « on rencontre dans leur travail des idées, qui sont en avance d'un siècle et demi sur l'époque à laquelle elles ont été émises, et peuvent figurer avec avantage à côté de celles qui ont actuellement cours. »

Je ne puis résister au désir de donner ici l'original de ces observations, au nombre de trois, et des explications qui les accompagnent.

Obs. I. « Vir quidam juvenis, plethoricus, animo ingenuo, liberali, ac jucundè præditus, et liberiori vitæ generi, conversationibusque assiduis assuetus, ante aliquot annos in loco, a conversatione amicorum grata remoto, contra naturæ instinctum, per aliquot tempus, commorari cogitur. Ægrè hoc tulit noster, a solitudine plane alienus, animumque propterea sollicitudinibus, tristibusque cogitationibus mirè defatigavit. Accedente præterea, vini novi, asperi atque austeri abusu, affectionibus hypochondriacis, obstructionibus alvi, anxietatibus præcordiorum afflictum se sensit, adeo ut vix per horæ quadrantum, etiamsi stando, quicquam attento legere ac meditari valuerit. Hoc rerum statu factum est, ut ille qui alias pingendis punctatim imaginibus (*mignature*) deditus erat, dum aliquando in pingenda tali imagine minutissima, obuli magnitudinem haud excedente, occupatus, aciem oculorum nimium intendebat, subito visum confundi, oculique caliginem offundi perciperit. Hoc ipso omnia, quæ oculis observabantur, objecta dimidiata, ac per medium secta vidit, adeo ut, sive ambobus oculis, sive alterutro clauso, quicquid intuebatur, quoad dimidium tantum videret, dimidia rerum parte visum fugiente. Affectu hoc inusitato ac extraordinario, haud parum perturbatus fuit animus ejus, imprimis, cum eumdem ad aliquod tempus continuare sentiret. Duravit quidem hoc symptoma vix ultra horam unam, vel alteram, ac post modum perse, absque ullius remedii usu, evanuit. »

Obs. II. « Eumdem tamen affectum in fœmina hypochondriaca et scorbutica, vini pariter crassioris potui, ac animi affectibus gravioribus indulgente, a mœrore diuturno fletuque inductam frequenti, per six integros menses durasse, et postea, animo a curis liberato, sensim remississe novimus. »

Obs. III. « Tertium hujus visus dimidiati exemplum, hoc ipso tempore, quo in dissertatione hac elaboranda occupati sumus, præbuit nobis matrona nobilis, ex cujus ore habemus sæpissime ipsi contingere, ut objecta omnia, quoad dimidiam tantum eorum partem videat, imprimis hoc tempore quo utero gerit, symptoma tamen hoc non diu durare, sed mox transire. »

Voici maintenant, toujours d'après nos auteurs, les explications qui se rattachent à cette singulière affection :

« Certum et evictum esse judicamus, fibras utriusque
« nervi optici, juxta sellam equinam ita decussati, ut tu-
« nica retina, in ambobus oculis, in duas partes æquales
« dividatur. Ex hoc ergo sequitur, vitium aliquod in alte-
« rutro cerebri hemisphærio adfuisse, quo nervus opticus

« lateris affecti, sive obstructus, sive ab extra compressus,
« officio suo fungi non potuit. Obstructionem in nervo ipso
« adfuisse credendum vix est, quoniam symptoma cito
« nimis transiit, ac per intervalla quandoque repetit, uti
« exemplum tertium, a nobis allatum, docet. »

Plus loin, les auteurs ne cherchent pas à expliquer l'affection par un obstacle à la circulation des esprits animaux dans les nerfs optiques. Ils accusent plus volontiers une compression agissant sur ceux-ci : « Sed potius pressione
« externa a sanguine crassiori et feculento in arteriis sta-
« gnante, liberum liquidi animalis per nervum transitum
« impeditum fuisse, credimus. »

L'impureté du sang, par troubles des circulations viscérales, joue un grand rôle d'après Vater et Heinicke, surtout chez les malades sujets aux idées noires, hypochondriaques, qui fatiguent leurs yeux sur de petits objets, et chez ceux qui suivent une mauvaise hygiène ou s'adonnent à la boisson.

A. Vater et Ch. Heinicke donnent à cette singulière affection le nom de visus dimidiatus (*).

A partir de 1723, jusqu'à notre époque, l'histoire de l'hémianopsie peut se partager en deux grandes périodes.

L'une, pendant laquelle l'affection, si bien décrit par ses heureux inventeurs, est considérée comme l'expression d'un simple trouble fonctionnel, ou comme le résultat l'une lésion de l'appareil oculaire. *L'autre,* au contraire, pendant laquelle les observateurs s'efforcent de rattacher l'hémianopsie à des lésions intra-crâniennes et d'en tirer parti en vue des localisations cérébrales.

___

(*). Je n'ai pas pu réussir à trouver le nom de l'auteur qui a, le premier, employé le mot hémiopie, avant Richter (11) ; le premier auteur français qui s'en est servi est Jourdan (12) (article Hémiopie du Dictionnaire des sciences médicales, 1817).

La première période a pris fin il y a environ vingt-cinq ans. Richter (13), qui est peut-être le créateur du mot hémiopie, lui attribue quatre ordres de causes, facilement réductibles à deux ; d'où il résulte, que le trouble visuel est tantôt *symptomatique* d'obstacles mécaniques au passage des rayons lumineux, tantôt *idiopathique ou essentiel*. Il s'agit, dans ce second groupe, d'affections du nerf optique indéterminées, mais de même nature que l'amaurose idiopathique, dont elle n'est souvent qu'une forme ou un degré.

Wollaston (14) décrit très bien la même forme d'affection que Vater et Heinicke, et expose après eux et les frères Wenzel (15) la théorie de la semi-décussation. Les auteurs qui le suivent, excepté Pravaz (16), le copient d'une façon servile et s'en tiennent là ; de même qu'avan lui, Jourdan a copié Richter, Vater et Heinicke, ses prédécesseurs. Parmi ceux qui ont suivi Wollaston, je citerai : Weller (17), Fabre (18), Rognetta (19), l'auteur de l'article Vue du dictionnaire en 30 volumes (20), Carron du Villards (21), Vallez (22), Desmarres père (23), etc.

Mackenzie (24) lui-même et ceux qui l'ont traduit, annoté et continué (Testelin (25) envisagent l'hémianopsie au même point de vue que Wollaston ; ils diffèrent cependant sur un point important : la décussation des nerfs optiques. L'illustre opthalmologiste d'Edimbourg s'en tient, en effet, aux considérations de Serres (26) ; s'appuyant, en outre, sur neuf autopsies de Twinig (27), il conclut à l'entrecroisement complet, et soutient que les lésions, qui affectent une moitié du cerveau, au lieu de produire de l'hémiopie dans les deux yeux, déterminent seulement de l'amaurose dans l'œil opposé.

L'hémianopsie, que décrivent tous ces auteurs, correspond, à de légères variantes près, à ce que l'on a décrit plus tard sous le nom *d'amaurose partielle fugace* ou *hémianopsie temporaire.*

Nous sommes donc bien loin, à cette époque-là, de l'hémianopsie actuelle, ainsi qu'on a pu s'en rendre compte par la définition donnée plus haut. Cependant, il serait injuste et inexact de ne pas reconnaître que quelques-uns des auteurs précédents ont admis la possibilité de l'hémiopie par lésion matérielle de l'encéphale. Ainsi Wollaston (28) attribue une hémiopie droite latérale à un épanchement, comprimant d'une façon permanente la couche optique gauche; Rognetta (29) rappelle qu'à la propre autopsie de Wollaston, qui avait eu de l'hémiopie transitoire, à trois reprises, à de très longues distances, on trouva une très grosse tumeur dans la couche optique; ce qui prouve qu'il ne faut pas toujours chercher la cause de l'hémiopie dans l'œil lui-même, et que quelquefois l'affection se termine par une cécité complète. Desmarres père (30), citant les causes matérielles de l'hémiopie, signale, à côté des maladies du nerf optique et de la rétine, certaines lésions de l'encéphale; mais il n'en dit pas davantage.

Nous allons voir par quelle succession d'états la question a dû passer, pendant sa *seconde période,* pour en venir à sa forme présente.

Morgagni (31) semble être passé le premier à côté de l'hémaniopsie vraie, sans s'en apercevoir. On lit, en effet, dans une de ses premières lettres sur l'anatomie médicale, une observation, très courte d'ailleurs, qui s'y rapporte tout à fait comme symptômes et anatomie pathologique : « Mulier annorum septuaginta à multis jam mensibus valdè obliviosa erat, neque semper objecta certo situ posita cernebat, incidens autem vix pedes attollebat. » Cette femme eut une attaque, un an avant sa mort qui survint une nuit, après un nouvel ictus apoplectique, avec hémiplégie gauche et perte de sentiment. Voici ce qui concerne l'autopsie : « Cerebri ventriculi pleni inventi sunt fluido sanguine ; eratque eorum dexter valdè erosus circà marginem exteriorem tum corporis striati, tum thalami nervi optici ; sinister autem ad hujus tantum idque leviter, choroides plexus vix potuit observari. Partes omnes reliquæ sanæ erant. » Il est impossible de ne pas reconnaître là le siège des lésions qui produisent l'hémianopsie ; de même, la façon dont la vision s'exerçait rappelle ce qui se passe chez ceux qui ont perdu la moitié de leur champ visuel.

A. de Graefe (32) rapportant plusieurs faits où l'hémiopie accompagnait l'hémiplégie, et dans lesquels l'autopsie vérifia son diagnostic, fait ressortir l'importante confirmation, que de semblables observations apportent à la théorie de la semi-décussation. En effet, l'hémiopie latérale homonyme est un symptôme d'affections unilatérales et hémiplégiques du cerveau. Cette coïncidence de l'hémiopie et de l'hémiplégie est plus fréquente qu'on ne croit communément, et l'auteur insiste pour qu'on en fasse plus souvent la recherche. L'hémiopie croisée ou temporale se rattache, d'ordinaire, aux tumeurs de la base, qui, en comprimant en avant ou en arrière, le chiasma, produisent l'anesthésie de la moitié interne de chaque rétine. Cette forme est essentiellement progressive. Quant à l'hémiopie avec anesthésie des moitiés externes des rétines, de Graefe, qui n'en a vu qu'un cas où les symptômes étaient très diffus, ne peut rien indiquer en faveur d'un *diagnostic de localisation.*

A partir de ce moment, grâce à l'impulsion donnée, l'hémianopsie entre brusquement et nettement dans la seconde période de son évolution.

Le même auteur (33) faisait, en 1860, à la Société de Biologie de Paris, une communication de la plus haute importance, pour le sujet qui m'occupe, sur la névro-rétinite descendante, consécutive à un état pathologique (tumeur ou phlegmasie) du cerveau. « Cette rétinite diffuse produit rapidement une cécité mono ou bilatérale. *Mais tant que la rétine et le nerf optique ne sont pas intéressés directement, la cécité n'est pas complète. Le seul trouble que l'on peut observer alors est de l'hémiopie mono ou bilatérale.* Il en est de même, dans les cas ou un foyer hémorrhagique, ou toute autre lésion circonscrite siège soit dans un des corps striés, soit dans une des couches optiques, sans intéresser le nerf optique ou la rétine. En pareille circonstance, il n'y a jamais cécité. L'amblyopie hémiopique mono ou bilatérale et symétrique s'observe, au contraire, communément. » Ce dernier fait a depuis longtemps conduit de Graefe à partager l'opinion de Wollaston, touchant la semi-décussation des nerfs optiques.

A la suite de leur maître, les ophthalmologistes allemands ne font plus de l'hémianopsie latérale que le symptôme d'une lésion en foyer de l'un ou de l'autre hémisphère. Peu s'en faut même que les lésions de la bandelette optique ne soient dépouillées du droit de donner lieu à cette manifestation. Mais bientôt surviennent les partisans de l'entrecroisement complet, qui veulent et qui doivent forcément, au contraire, tout rapporter aux états pathologiques développés au voisinage du chiasma et à la base du cerveau.

C'est alors que M. le professeur Charcot (34), examinant la question, au point de vue des troubles oculaires, dans l'hémianesthésie cérébrale et hystérique, fait entreprendre dans son service une série de recherches par M. Landolt, (35) et conclut à l'inverse d'A. de Graefe. « Je crois devoir protester, dit-il (36), contre ce que cette théorie offre, pour le moins, de trop absolu, et lui opposer la proposition suivante : *Les lésions des hémisphères cérébraux, qui produisent l'hémianesthésie déterminent également l'amblyopie croisée et non l'hémiopie latérale.* Je ne suis pas en mesure, remarquez-le bien, de décider que l'hémiopie latérale ne saurait être jamais la conséquence d'une lésion en foyer du cerveau ; mais je suis disposé à croire que dans les cas de ce genre, — si réellement il en existe, — il s'agit surtout d'un phénomène de voisinage, par exemple d'une participation plus ou moins directe des bandelettes optiques.

Voilà certes une divergence énorme entre les deux opinions ; mais n'y aurait-il pas moyen de l'expliquer, au moins en partie ? A l'époque où de Graefe posait si catégoriquement ses affirmations, l'hémianesthésie venait à peine de naître, et les troubles oculaires qui l'accompagnent n'étaient encore connus de personne ; ce qu'il a dit se rapporte plus spécialement aux lésions en foyers, qui déterminent l'hémiplégie vulgaire. Néanmoins il a, peut-être, trop voulu généraliser les faits.

M. Charcot, de son côté, vise surtout ce qui a trait aux foyers « développés dans la partie postérieure de la capsule interne ou du pied de la couronne rayonnante, » et il ne croit pas « quant à présent, qu'il existe une seule observation montrant clairement en dehors des cas où il y a participation de la bandelette optique, » l'hémiopie latérale, tandis que les faits existent, en certain nombre, où une telle lésion a déterminé l'amblyopie croisée se présentant avec tous les caractères que nous lui avons assignés.

Peut-être les divergences d'opinions s'expliquent-elles par la différence de siège que les deux auteurs indiquent. C'est ce que l'on pourra voir sans doute plus tard ; et cependant, M. Hughlings Jackson (37) a publié un cas d'hémianopsie pure avec autopsie, chez un sujet qui avait été atteint, en même temps, d'hémianesthésie et d'hémiplégie du même côté.

Quant au second desideratum de M. Charcot, touchant les hémianopsies latérales, produites par lésions en foyer de l'hémisphère, sans participation de la bandelette, il a déjà reçu plusieurs fois sa réponse, à l'occasion d'autopsies faites par différents auteurs, comme on le verra plus loin.

Chemin faisant, les observateurs continuent à perfectionner l'histoire de l'hémianopsie, soit en ajoutant de nouveaux caractères (état de la sensibilité à la lumière et aux couleurs), soit en dévoilant ses rapports avec d'autres lésions cérébrales (aphasie), soit en étendant son application à certains cas, qui paraissaient d'abord devoir s'en écarter (scotomes identiques dans les portions correspondantes des deux rétines). De sorte, qu'elle se présente aujourd'hui avec les caractères, qui ont servi à établir sa définition, c'est-à-dire différant beaucoup de ce qu'elle était à son point de départ.

Néanmoins, sa première forme ne tombe pas dans l'oubli, pendant cette seconde période. Mackenzie et ses continuateurs (38), Airy (39), Förster (40), Mauthner (41), Leber (42), Galezowsky (43), etc., l'étudient sous ses différents aspects, dont quelques-uns paraissent se détacher de l'ensemble, par la prédominance de certains symptômes. Les noms, sous lesquels elle est alors décrite, sont très variés : *hémiopie temporaire, passagère, amaurose partielle, amaurose fugace.* M. Dianoux (44), dans sa thèse inaugurale, donne la meilleure des descriptions que j'aie lues de l'une des formes les plus fréquentes : le *scotome scintillant;* tandis que M. Galezowsky (45) s'attache davantage à en faire sortir un type à part : la *migraine oph'halmique.*

VARIETES DE L'HÉMIANOPSIE.

Je vais maintenant étudier le symptôme hémianopsie dans sa forme vraie, celle dont j'ai donné plus haut la définition, et qui a été l'objet des travaux de la seconde période historique. Quant à l'autre, j'ai dit que je m'en occupe pas.

L'hémianopsie vraie peut se présenter à nous sous différents aspects : tantôt la portion du champ visuel, qui manque, correspond à la moitié droite ou gauche de chaque rétine; l'hémianopsie est *latérale, homonyme, correspondante;* tantôt, au contraire, ce sont les deux moitiés latérales du champ visuel qui sont en défaut; l'hémianopsie est *temporale.* Quelques auteurs veulent absolument faire admettre une autre variété d'hémianopsie, troisième variété qu'ils désignent sous le nom de *nasale;* les deux moitiés internes du champ visuel de chaque œil étant perdues.

Cette dernière est vivement contestée et ne s'appuie pas encore sur des faits assez concluants, pour pouvoir être admise au même titre que les deux autres. Aussi, je me borne simplement à la faire figurer ici, sans vouloir prendre la responsabilité de la faire accepter, loin de là : je chercherai même plus tard à faire voir qu'elle s'éloigne beaucoup au point de vue de son essence, et de sa signification, de l'hémianopsie latérale. On en peut dire autant de l'hémianopsie temporale.

PHYSIOLOGIE PATHOLOGIQUE.

La théorie de la semi-décussation, que j'adopte, veut que chaque bandelette optique se partage en deux faisceaux, l'un direct, l'autre croisé. Le faisceau direct est destiné à la partie externe de la rétine du même côté, tandis que le faisceau croisé se rend à la partie interne de la rétine du côté opposé : ces deux faisceaux s'accouplent dans le chiasma, pour former, au delà de celui-ci, le nerf optique de chaque côté. Une figure (6) rend facilement appréciable cette disposition.

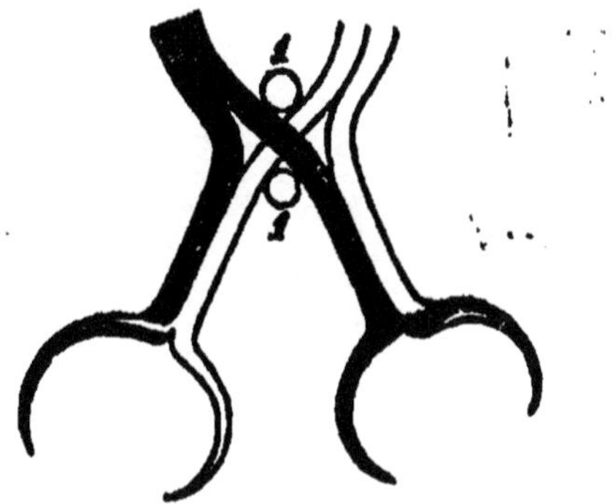

Fig. 6. — Empruntée à Th. Leber, in Handbuch der Gesammten Augenheilkunde. — Von Graefe und Saemisch, t. V, 2° partie, p. 933.

A cause de leur passage à travers les milieux transparents, surtout à travers la lentille cristallinienne, les rayons lumineux venus du côté interne doivent impressionner la partie externe de la rétine, après avoir franchi le point nodal de l'œil, et *vice versâ*.

Si l'on veut jeter un regard sur la figure 7, on reconnaît que le champ visuel de la moitié externe de l'œil droit,

par exemple, correspond au triangle à base curviligne
EA'C, et que celui de la moitié interne répond au triangle
EA'B'. La réunion de ces deux triangles donne le champ

Fig. 7. — Schéma emprunté à Förster. In Handbuch der Gesammten,
Augenheilkunde, von Graefe und Sæmisch, t. VII, 1re part., p. 114.

visuel total de l'œil droit, représenté par le triangle CA'B'
Il en est de même pour l'œil gauche. La figure montre, en

outre, que la portion commune du champ visuel, dans la
vision binoculaire, limitée par la ligne brisée CEC'D, correspond aux deux parties externes des deux rétines, tandis que, au delà, les portions des champs visuels, com-
prises entre les lignes ponctuées, à gauche, et pleines, à
droite, appartiennent exclusivement aux régions internes
des rétines gauche et droite.

Il résulte de tout cela, physiologiquement, que la bandelette optique droite sert à nous faire voir à gauche et,
réciproquement, la bandelette optique gauche, à droite.

Il faut encore tenir compte du mode de distribution des
fibres optiques dans la rétine.

M. Ch. Abadie (46) a exposé, d'après H. Müller, la façon
dont se fait cette distribution : Michel (47) a confirmé ces
résultats dans un travail ultérieur. La ligne, suivant laquelle se fait le partage des fibres à droite et à gauche de
l'entrée du nerf, est verticale ou à peu près. Cet épanouissement est loin d'être partout uniforme. La région temporale contient infiniment moins de fibres que la région nasale. De là, l'aspect plus blanc, à l'ophthalmoscope, de cette
dernière région, où les vaisseaux rétiniens sont d'ailleurs
moins abondants.

La zone temporale, en outre, est moins étendue que la
zone nasale : elle correspond au faisceau direct, plus
mince que le faisceau croisé. L'importance de ce mode de
distribution n'échappera à personne.

La séparation des fibres optiques à droite et à gauche,
suivant une ligne verticale, rend compte de ce fait, que
dans l'hémianopsie vraie, la limite entre les deux portions,
sensible et anesthésiée de la rétine, est toujours représen-
tée par une verticale. Quand celle-ci offre de légers zigzags,
on peut donner cette explication, que les faisceaux, qui se
superposent au moment où ils gagnent la moitié interne de la

rétine, empiètent un peu les uns sur les autres ; il y a, alors, comme une sorte d'interférence au point de vue fonctionnel.

Cette interprétation permet d'éliminer complètement de l'hémianopsie vraie, les cas où l'on signale une hémianopsie horizontale.

Cette hémianopsie horizontale supprime la partie supérieure ou inférieure du champ visuel ; rarement signalée comme défaut permanent, elle est au contraire fréquente à titre d'hémianopsie passagère. On l'a expliquée, dans le premier cas, par une compression agissant verticalement, à la base du crâne, sur le chiasma ou les nerfs optiques ou bien par le fait d'une atrophie primitive, se bornant à une zone limitée symétrique des nerfs. Cette explication est surtout admissible quand elle est confirmée par l'ophthalmoscope (névrite optique).

Cette deuxième explication paraît plus probable à Schweigger (48), parce qu'elle n'exige pas une cause commune, un facteur unique agissant sur les deux tractus ou les deux nerfs à la fois. Or, comme, pour cet auteur, l'hémianopsie est essentiellement le résultat d'une cause commune, que cette condition la caractérise d'une façon spéciale, il est évident qu'il faut, avec lui, cesser de faire figurer dans l'hémianopsie les défauts horizontaux du champ visuel.

La différence d'étendue des deux moitiés interne et externe de la rétine, et surtout la différence dans la quantité des fibres nerveuses, tout à l'avantage de la région nasale, suffisent à expliquer la sensibilité plus grande de celle-ci et l'étendue plus considérable de la perte du champ visuel dans le côté, qui répond au faisceau croisé.

Peut-être serait-il permis de faire valoir cet argument, contre l'amblyopie croisée, qui cherche à se substituer à l'hémiopie latérale, dans les cas d'hémianesthésie et d'hémiplégie par lésions en foyers du cerveau.

Ce qu'il y a d'heureux, c'est que malgré la divergence d'opinions sur la nature de l'entre-croisement dans le chiasma, les partisans de la décussation partielle et ceux de la semi-décussation arrivent à rendre compte très bien des cas de la clinique. On a même dit que l'entre-croisement complet avait été remis en honneur, uniquement pour expliquer plus facilement certaines formes rares d'hémianopsie, où la semi-décussation était impuissante. Il n'est pas jusqu'à la théorie surannée de l'accollement des nerfs optiques, sans décussation, qui n'ait trouvé son défenseur. M. Arcoléo (de Palerme) (40) a eu la fortune (que je n'ose qualifier d'heureuse, tant elle l'a égaré en mauvaise voie) de rencontrer un cas de gomme du chiasma, dont les manifestations oculaires ne lui ont paru explicables que par le simple accollement des nerfs optiques.

Voyons maintenant ce qui se passe dans les cas d'interruption des fibres optiques.

Si la lésion porte sur le nerf optique lui-même, en avant du chiasma, il y a beaucoup de chances pour que le trouble occulaire se traduise par une amaurose ou une amblyopie unilatérale, plus ou moins complète. Il faudrait une lésion extrêmement limitée sur l'un des côtés du nerf, pour déterminer des phénomènes d'hémianopsie unilatérale.

Supposons une lésion siégeant au niveau du chiasma : les fibres nerveuses ont été interrompues par une cause quelconque, agissant dans l'angle antérieur du chiasma sur les faisceaux internes des nerfs optiques, ceux qui se croisent. La moitié interne de chaque rétine va cesser de fonctionner : l'hémianopsie temporale est produite.

Que la lésion se trouve placée dans l'angle postérieur du chiasma, le résultat sera le même, pour ceux qui admettent la semi-décussation ; mais, dans la théorie de l'entre-croisement complet, c'est l'*hémianopsie nasale*, qui se substitue alors à la première, parce que les faisceaux internes destinés aux moitiés externes des rétines sont lésés. (Fig. 8-2.)

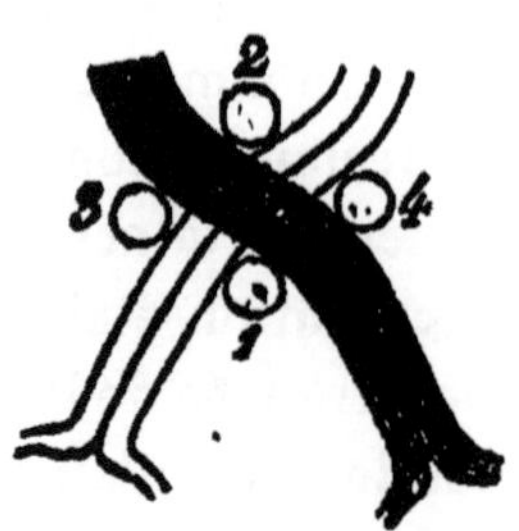

Fig. 8. — Entre-croisement complet, d'après un schéma emprunté à T. Leber, in Handbuch der Gesammten Augenheilkunde, t. V, 2° partie, p. 934.

Les deux théories de l'entre-croisement complet et de l'entre-croisement partiel rendent également compte d'une *hémianopsie correspondante* ou *homonyme*, quand la cause interruptrice occupe l'un ou l'autre angle latéral du chiasma. (V. fig. 8, 4 ou 3.)

Jusqu'ici nous n'avons aucune difficulté, avec l'une ou l'autre théorie ; on peut même dire que l'avantage serait en faveur de l'entre-croisement complet, qui explique l'*hémiopie nasale*, tandis que la semi-décussation ne peut en rendre compte que par le fait d'une lésion symétriquement placée sur chaque bandelette optique, condition assez difficile à réaliser.

Mais il ne faut pas s'éloigner beaucoup du chiasma ; il ne faut pas que la destruction des fibres nerveuses remonte beaucoup, vers l'hémisphère, pour que l'entre-croisement complet se trouve tout à fait en défaut. C'est qu'alors il n'y a plus d'action, portant à la fois sur des parties limitées, des deux nerfs en contact. Seule la théorie de la semi-décussation peut nous expliquer l'hémianopsie correspondante. Et de fait, nous verrons plus loin que cette dernière variété est de beaucoup la plus fréquente.

C'est surtout dans les lésions de la partie la plus reculée des bandelettes optiques, et dans les lésions en foyer des hémisphères, que la réalité de la semi-décussation éclate dans tout son jour.

Il est donc plus raisonnable de s'en tenir à elle, et de ne pas chercher à la remplacer par une explication insuffisante ou nulle, dans l'immense majorité des cas, pour se donner la satisfaction de rendre compte d'un cas tout à fait exceptionnel, et qui, de plus, n'a pas encore eu la sanction d'une vérification exacte.

Mais une des raisons qui peuvent le plus prouver l'insuffisance de l'entre-croisement complet, et sur laquelle il me semble qu'on a trop peu attiré l'attention ; c'est l'hémianopsie transitoire, l'amaurosis partialis fugax

Il n'est pas question là de tumeur, ni de cause physique quelconque, agissant sur le chiasma, ou dans son voisinage immédiat. Le trouble fonctionnel, qui détermine cette modification dans le champ visuel, a son siège probable dans les hémisphères ; c'est assez dire qu'il est hors de la portée de la théorie que défendent Mandelstamm, Michel et autres.

Les cas d'hémianopsie partielle, correspondante, symétrique (secteurs, quadrants, scotomes), qui sont entrés depuis peu dans le domaine que nous parcourons en ce moment, sont tout à fait explicables de la même façon que l'hémianopsie pure et complète. Ce sont des hémianopsies en réduction ; je n'y insisterai donc pas davantage.

ÉTIOLOGIE

Toute cause capable d'interrompre la continuité des fibres optiques, depuis leur origine jusqu'au chiasma, est à même de donner naissance à l'hémianopsie.

Ce sont, *pour la portion centrale* des racines optiques, toutes les lésions qui peuvent atteindre les centres nerveux, hémorrhagies dans la substance blanche ou dans la substance grise de l'écorce ou des ganglions, en rapport avec l'appareil des sensations visuelles, foyers de ramollissement, embolies et thromboses, inflammations primitives (?) ou consécutives de la substance cérébrale ou des méninges, tumeurs solides ou cystiques, traumatismes, contusions, fractures, projectiles défonçant la boîte crânienne.

Pour la portion périphérique, c'est-à-dire pour les bandelettes et le chiasma, les mêmes causes que ci-dessus, pouvant intervenir en raison de leur siège rapproché de la base du cerveau ; c'est ici que les tumeurs jouent un rôle prépondérant ; en particulier, dans les hémianopsies temporales. Ces tumeurs peuvent provenir de sources diverses ; les plus fréquentes sont celles que provoque la syphilis. Il suffit de parcourir les observations publiées dans les recueils pour s'en convaincre.

Tantôt c'est une exostose de la base du crâne, tantôt ce sont des productions de divers genres, gommes, pachyméningites, etc., d'autres fois, la syphilis n'est pas en cause.

Les tumeurs, que l'on rencontre le plus fréquemment, en dehors des produits de la syphilis, sont les sarcomes purs ou mélangés d'autres éléments, le gliome, etc. Les tubercules de la pie-mère sont aussi assez fréquents. Il est étonnant qu'en raison de leur siège, les tumeurs du corps pituitaire ne déterminent pas plus souvent l'hémianopsie, Th. Leber (50), dans un travail où il cite un grand nombre de faits de tumeurs du corps pituitaire, dit que ces lésions n'ont pas une seule fois produit de troubles visuels. E. Müller (51) en cite un fait, dont je rapporte plus loin l'autopsie. Il faut ajouter encore les traumatismes de la base du crâne et les tumeurs qui pénètrent dans celui-ci, après s'être développées au dehors. De Morgan (52) a cité une observation, où un encéphaloïde de l'orbite, après son extirpation, avait récidivé dans le crâne et avait déterminé une hémianopsie.

On a rapporté quelques cas où le *diabète* s'est développé dans le cours du trouble visuel que j'étudie, et d'autres, mais trop peu nombreux et trop insuffisants où l'on a cru pouvoir accuser des *intoxications*. Illing (53), en effet, décrit une observation, où un sujet, empoisonné par l'oxyde de carbone, est représenté comme ayant été affecté d'hémianopsie horizontale. Mais les symptômes généraux et locaux autorisent à penser que l'on avait affaire là à de la névrite optique.

Briquet (54) a le premier indiqué l'influence de l'*hystérie* : « Chez quelques hystériques, dit-il, l'amaurose n'intéresse qu'une partie de la rétine, et, le plus ordinairement, l'une des moitiés latérales, soit l'interne, soit l'externe ; et alors les malades ne voient que les objets qui peignent leurs images sur son côté sain, tout un côté des corps qui se trouvent dans le champ de la vision étant inaperçu. »

M. Galezowski (55) s'est occupé de cette question, et l'on

peut voir, soit dans ce qu'il a écrit lui-même, soit dans ce qu'il a fait écrire par ses élèves, que l'hémianopsie se rencontre assez fréquemment dans l'hystérie. Svynos (56) dit que l'hémiopie est plus fréquente à gauche, sans doute parce que l'anesthésie hystérique siège le plus souvent de ce côté. La durée de cette hémianopsie est plus ou moins longue, quequefois elle est persistante, il y a alors atrophie de la papille. La cause est, suivant une hypothèse de M. Galezowski (57), un spasme vasculaire dans la région des centres optiques (corps genouillés spécialement).

MM. Charcot et Landolt (58) ont remplacé l'hémianopsie par l'amblyopie croisée; ils notent la constatation de l'atrophie papillaire à l'ophthalmoscope. Dans plusieurs autopsies, M. Charcot a vu que la lésion occupe le domaine de l'artère postérieure de la couche optique.

« Dans l'hémianopsie hystérique, dit Baron (59), le défaut du champ visuel s'établit en gagnant de la périphérie vers le centre. »

L'hémianopsie dans l'hystérie s'explique d'autant plus naturellement que l'on ne considère plus celle-ci comme une affection *sine materia*, et que la lésion qui la caractérise correspond au voisinage des fibres optiques postérieures de la couronne de Reil.

Je saisis cette occasion pour faire constater la présence de l'hémianopsie dans l'hystérie, et sa coïncidence possible avec l'anesthésie de la moitié du corps (Svynos) (60), car elle me semble constituer un argument sérieux contre l'amblyopie croisée, qui cherche à la remplacer.

Il faut enfin signaler comme cause très fréquente, paraît-il, d'hémianopsie peu durable, les attaques apoplectiques. Gowers (61), qui a étudié l'influence de ces attaques sur la production du trouble visuel, les a constamment trouvées, dans tous les cas d'hémorrhagies cérébrales, ou d'affections

aiguës de l'encéphale : mais il fait remarquer que l'hémianopsie ne se retrouve pas pendant toute la durée de la maladie : elle se manifeste dès le début, et dure, en général,
un peu au-delà de la période de déviation conjuguée des
yeux, et de rotationde la tête.

ANATOMIE PATHOLOGIQUE.

Faire l'anatomie pathologique de cette question, c'est
se borner à indiquer le résultat des trop rares autopsies
que possède la science, afin d'apprendre en quels points la
cause productrice a porté son action, beaucoup plus que
pour connaître la nature des lésions, qui joue ici un rôle
tout à fait secondaire.

Peu importe, en effet, que nous ayons affaire à une tumeur, à une hémorrhagie, à un tranmatisme ; toutes ces
causes produisent le même résultat, par altération matérielle et mécanique. Ce n'est pas à dire pour cela qu'on
doive les négliger au point de vue du diagnostic : loin de
là.

A.) (82). — La première autopsie qui ait été faite chez un sujo
hémianopsique est celle de Wollaston lui-même, mais elle n'est
pas concluante, car cet illustre savant n'a eu dans toute sa vie que
trois attaques d'hémianopsie passagère, et celle-ci affecta, chaque
fois, un siège différent. Chose singulière, « on trouva à l'examen de
son cerveau, que la couche optique droite était beaucoup plus volumineuse qu'à l'ordinaire ; en l'incisant, on ne trouva que peu ou
pas de la substance qui la constitue normalement, à l'exception
d'une couche de substance médullaire, située à la partie supérieure.
Elle avait été convertie en une tumeur du volume d'un œuf de
poule, était grisâtre vers sa circonférence, plus dure que le cerveau, de consistance caséeuse, et à son centre, d'une couleur
brune, molle et dans un état de demi-dissolution. Outre la couche
optique, cette altération de structure envahissait la partie voisine
du corps strié. Le nerf optique droit, dans la région où il côtoie la
couche optique, était brun, plus étalé et plus mou que normale·

ment. » — «Le lecteur verra, continue Mackenzie (63), qu'entre cet état du cerveau et l'hémiopie, il peut y avoir eu, ou n'y avoir pas eu de rapport. » Deux attaques distinctes, séparées par un intervalle de vingt ans, dissipées au bout de quinze ou vingt minutes, et siégant chaque fois d'un côté différent, s'accordent, en effet, assez mal avec l'existence d'une tumeur qui aurait dû provoquer une hémianopsie durable. Ne s'agit-il pas plutôt d'une simple coïncidance ? Elle a eu pour cela tout le temps nécessaire, car cette seconde attaque avait eu lieu quinze mois avant le moment où Wollaston écrivait son mémoire (1824), et ce n'est que quatre ans après (1828) qu'il est mort.

B.) DE GRAEFE, 1856 (64), cite plusieurs cas d'autopsies qu'il a eu l'occasion de faire ; les malades avaient offert, en même temps que l'hémianopsie, de l'hémiplégie, sous l'influence de foyers hémorrhagiques, formés dans l'hémisphère correspondant au côté du champ visuel perdu.

C.) E. MÜLLER, 1861 (65). — Hémiopie temporale due à une tumeur de la selle turcique : tumeur fibreuse, née de la selle turcique ; volume d'une pomme, entre les tubercules quadrijumeaux antérieurs, reposant sur la selle turcique, dont le squelette est carié. Chiasma ramolli, pulpeux. Impossible de retrouver les racines des nerfs optiques. Corps striés, couches optiques, presque entièrement désorganisés par la pression.

D.) SÆMISCH, 1865 (66). — Hémiopie temporale : Tumeur sarcomateuse, volume d'un œuf de pigeon, située entre les nerfs optiques, devant le chiasma, embrassée par ces nerfs. Autre tumeur plus volumineuse, sous le pont de Varole, sans connexion avec lui ; mort par méningite aiguë purulente.

E.) HJORT, 1867 (67). — Hémiopie homonyme gauche.
Autopsie par Winge. Tubercules miliaires de la pie-mère, exsudat séreux, au voisinage du chiasma, du pont de Varole, dans aqueduc de Sylvius, et sillon antérieur, etc ; quelques tubercules à la convexité ; liquide dans les ventricules. Dans la moitié droite du chiasma, tubercules ramollis au centre, jaune verdâtre, gros comme une noisette ; surface mamelonnée, autour mince couche de substance médullaire, translucide, atrophiée ; nerf optique droit moins épais et en partie translucide. Tractus optique droit mince, de couleur normale ; tuber cinereum refoulé à gauche ; deux tubercules jaunes dans le cervelet, l'un gros comme un pois, ramolli au

centre, est situé juste au-dessus de la voûte du quatrième ventricule; l'autre, solide, gros comme un grain de chènevis, occupe la partie supérieure de l'hémisphère droit, près de son bord antérieur. Nombreux tubercules en d'autres viscères.

F.) KNAPP, 1875 (68). *Hémiopie nasale.* — Cerveau sain, très anémié, pas d'exsudat ni de néoformation. Artères de la base du cerveau athéromateuses et béantes à la coupe. Artère du corps calleux à cheval sur le nerf optique; carotides internes et artères du corps calleux en contact immédiat avec la partie externe du chiasma et des nerfs optiques. Artères communicantes postérieures, passant de la même façon, sous la bandelette optique. Toutle cercle de Willis est tendu de telle façon que chacun des côtés, constitués par l'artère du corps calleux, la carotide interne, la communicante postérieure et la sylvienne forment une corde raide; comme celle-ci est en contact direct avec la partie externe du chiasma, des deux côtés, on peut la rendre responsable de l'hémianopsie.

G.) HUGHLINGS JACKSON, 1874 (69). — Hémianopsie avec hémianesthésie et hémiplégie.

Examen du cerveau par Gowers : Dépression considérable sur a partie postérieure de la couche optique droite, qui était plus molle que la gauche; même sensation de mollesse à la coupe; aspect jaune grisâtre. Ramollissement plus prononcé en dedans ; le pulvinar était tout à fait détruit, et le ramollissement gagnait jusqu'à la surface du deuxième ventricule, mais n'empiétant pas dans la substance blanche de l'hémisphère ou du pédoncule. Au microscope, on n'a constaté que du ramollissement simple. Vaisseaux de la base légèrement athéromateux. Circonvolutions saines. Nulle ésion ailleurs.

H.) HIRSCHBERG, 1875 (70). — Hémianopsie droite avec aphasie et hémiplégie droite. C'est la première autopsie de ce genre : Tumeur résistante, du volume d'une pomme dans le lobe antérieur gauche. Bandelette optique gauche plus mince : gliosarcôme vasculaire. L'examen histologique du chiasma, fait avec soin, ne donne pas de résultat décisif. La lésion était en dehors du chiasma luimême.

I.) FOËRSTER cité, par WERNICKE, dans son travail :«De l'ensemble symptomatique de l'aphasie», aucune lésion dans les divers angles du chiasma. Bandelettes optiques entièrement normales. A la racine du pédoncule cérébral gauche, les fibres internes ont subi l'altération grise sur une largeur de 1/3 de centimètre. Embolie de la sylvienne gauche. Dans une partie plus postérieure du cerveau, soit l'hémisphère gauche, on voyait une place foncée, colorée en jaune, dure au toucher, avec effacement complet de la saillie des circonvolutions, sur une étendue d'une pièce de cinquante centimes. Hydropisie notable des ventricules; altération de la capsule externe gauche, du corps strié, de la couche optique et du noyau lenticulaire du même côté.

J). Pooley, 18 (71). Hémianopsie droite correspondante. Aphasie incomplète. Hémiparésie et hémianesthésie droites : Tumeur plongeant dans la substance centrale de la partie postérieure du lobe gauche, qui était un peu augmenté de volume. Dans la périphérie, il existait un ramollissement qui s'étendait à tout le lobe moyen et à une partie du lobe antérieur. La couche optique gauche et la partie environnante de la substance cérébrale étaient entièrement ramollies. Le chiasma et les troncs des nerfs optiques ne montraient, dans tout leur parcours, aucune lésion.

K). Jastrowitz, 1877 (72). Hémianopsie droite pure ; aphasie, hémiparésie droite ; paralysie du facial droit et parésie passagère du droit externe du même côté : Dans le lobe postérieur, gros sarcome myxomateux, ressemblant à la substance grise du cerveau ; s'étendant, d'un côté, jusqu'à l'écorce occipitale, de l'autre, jusqu'à l'épicoin. Le ramollissement se prolongeait sous forme de cône, de la base de la tumeur, en bas et en dedans, jusqu'à la corne postérieure, au tractus de Gratiolet, et à la limite postérieure de la couche optique, sans y pénétrer. Nerfs optiques, bandelettes, corps genouillés, tubercules quadrijumeaux absolument normaux.

L). P. Baumgarten, 1878 (63). Hémianopsie pure et totale gauche : Vieux foyers apoplectiques dans la substance du lobe occipital droit, à paroi supérieure formée par trois circonvolutions jaunâtres. En outre, il existait un îlot ramolli du volume d'un pois, dans la voûte de la corne antérieure gauche du ventricule gauche, ainsi qu'une cicatrice apoplectique du volume d'une demi lentille environ, au centre de la couche optique droite. Les nerfs et les bandelettes optiques, le chiasma et le reste du cerveau étaient absolument normaux.

M). Hosch, 187 (74). Hémianopsie presque totale et absolue à gauche, parésie de la moitié gauche du corps ; plus tard, paralysie sur le même côté. Mort trois ans après le début, par attaque apoplectique violente, avec paralysie complète de toute la moitié du corps.

Autopsie. — Athérome prononcé de toutes les artères du cerveau; à la convexité, anévrysmes multiples : à droite, derrière la couche optique, vaste cavité par destruction de la majeure partie du lobe postérieur dans toute son étendue, jusqu'à l'écorce grise. Grande cicatrice pigmentée dans la région du corps strié, se prolongeant assez loin dans la profondeur de la couche optique. Corps strié et noyau lenticulaire fortement rétracté. Au niveau du 3° ventricule, extravasation très étendue avec ramollissement de la substance cérébrale; au voisinage et à la base de l'infundibulum, celle-ci était perforée. Immédiatement derrière le chiasma, existait un coagulum sanguin récent, qui comprimait la bandelette optique, ainsi que le tuber cinereum. La bandelette et le nerf optique droits, étaient très légèrement diminués de volume, par rapport à ceux du côté gauche.

A l'*examen microscopique*, il existait, dans les deux nerfs optiques, au même degré, une atrophie incontestable des faisceaux internes, avec corpuscules amylacés abondants. Seulement à 1 1/2 cent. ou 2 cent. en avant du chiasma, les coupes colorées au carmin, commençaient à offrir un aspect normal.

N). Gowers, 1878 (75). Hémianopsie totale à gauche. Hémiplégie gauche.

Autopsie. — petite tumeur à la partie inférieure interne du lobe temporo-sphénoïdal droit, siégeant au voisinage du pédoncule cérébral. La tumeur avait envahi celui-ci à travers le tractus; le reste de la bandelette, situé au devant de la tumeur, était gris et atrophié jusqu'au chiasma. Le tractus gauche, les deux nerfs optiques et le chiasma étaient normaux.

O). A. Monn, 1870 (76). Hémianopsie correspondante gauche.

Autopsie. Ventricules latéraux dilatés; base du troisième ventricule soulevée et amincie, kyste étendu vers la couche optique gauche : sous celle-ci, deuxième kyste moitié plus petit; en avant et au-dessous de la couche optique gauche, tumeur du volume d'une noisette, siégeant sur la selle turcique, et aplatissant le chiasma et le nerf optique gauche; tandis que le droit est refoulé à droite. Substance cérébrale ramollie, de même que la partie supérieure de la moelle, dont la moitié droite surtout offre une décoloration jaunâtre de la substance blanche, tandis que la substance grise paraît parfaitement pure. La tumeur est adhérente au pédoncule cérébral et au tractus gauche; sa partie inférieure est dure au toucher. — Quant à sa nature, elle rappelle, par sa constitution, ce que Heubner a écrit au sujet des parois artérielles, dans les cas d'*encéphalopathie* syphilitique. Ce qui porte à penser qu'il a pu en être de même ici, c'est que le malade était dans les conditions voulues.

(P). Chaillou, 1863 (77).

Ramollissement multiple du cerveau avec ramollissement du cervelet. Hémianopsie gauche.

Autopsie. Mort d'embolie pulmonaire, après deux attaques apoplectiques assez éloignées : « Circonvolution bordant en arrière la scissure de Sylvius, atrophiée à un degré très prononcé. A la face interne du lobe postérieur gauche du cerveau, large perte de substance : les circonvolutions et la substance blanche avaient disparu et le ventricule n'était formé que par le tissu de l'épendyme, qui semblait épaissi, recouvert de quelques débris cellulaires, vestiges de la portion détruite; du même côté, dans la partie postérieure de la couche optique, se trouvaient deux petits foyers linéaires de ramollissement, situés l'un au-dessus de l'autre; le premier de 4, le second de 6 millimètres de longueur. Enfin, le corps strié de ce côté, vers sa partie inférieure et dans la couche grise, renfermait une cavité de 2 centimètres 1|2 de largeur, à parois brunes et dans les quelles le microscope démontra la présence de sang épanché. A la surface du cervelet, à la partie supérieure du lobe droit, on voyait une dépression, une sorte d'enfoncement de la couche corticale; et, en pratiquant une coupe de la protubérance, on découvrit une excavation allongée de 3 centimètres sur 1 1|2 de hauteur, ayant détruit la substance blanche. Le ramollissement du lobe postérieur gauche du cerveau et celui du cervelet étaient les plus anciens; celui de la couche optique est venu ensuite, au moment d'une seconde attaque; enfin la lésion du corps strié est la dernière comme le montre encore le sang épanché. »

Malgré les patientes recherches auxquelles je me suis livré dans ce but, je n'ai pu découvrir d'autres autopsies de sujets atteints d'hémianopsie.

Résumé des faits d'anatomie pathologique. — En parcourant les seize autopsies que je viens de citer, on reconnaît qu'elles peuvent être partagées en plusieurs catégories.

Celle qui a trait au cas de Wollaston ne peut figurer nulle part ; elle a simplement, pour moi, un intérêt historique.

Parmi les autres, il faut distinguer les autopsies d'hémianopsies nasale, temporale et latérale.

Les deux premières variétés, qui ont un siège et une évolution parfaitement déterminés, ne sont pas sujettes à la discussion.

Mais il n'en est plus de même des hémianopsies latérales, correspondantes. On peut encore les subdiviser en trois espèces : celles qui dépendent d'une lésion périphérique, agissant sur la bandelette ou le chiasma ; celles dépendant de lésions centrales ; celles qui dépendent à la fois d'une lésion centrale et d'une lésion périphérique.

Comme exemples de la première espèce, il y a les observations (E) de Hjort, et (O) de Mohr, où le chiasma du nerf optique a été atteint avant la substance cérébrale.

Les autopsies de la deuxième espèce sont plus nombreuses et plus intéressantes. On y voit la destruction de parties centrales donner lieu à l'hémianopsie.

Trois fois, (G. J. P.) la lésion, qui siège en arrière de la couche optique, intéressant ou non la partie postérieure de celle-ci, détermine en même temps un symptôme d'une grande valeur l'*hémianesthésie*, par lésion des radiations optiques postérieures de Gratiolet.

Quatre fois (H. I. J. K.), l'*aphasie* accompagne l'hémianopsie ; une seule fois, (J.), elle coïncide, en même temps, avec l'hémianesthésie. Dans deux cas, l'aphasie peut être mise sur le compte du ramollissement de la circonvolution de Broca. Dans l'un (I), il y a embolie de l'artère sylvienne gauche; dans l'autre (J), on a noté le ramollissement d'une partie du lobe antérieur.

Dans les deux autres cas, la cause qui a produit l'aphasie est moins nette; il pourrait y avoir eu compression (H) par refoulement de la substance cérébrale au voisinage de la' tumeur; et peut être propagation du ramollissement (K).

Sauf le cas L, tous les autres ont offert des phénomènes d'hémiplégie plus ou moins complète.

Six fois, la lésion principale, qui détermine l'hémianopsie (I. J. K. L. P.), occupe le lobe occipital.

Une seule fois (H), elle siège dans l'hémisphère antérieur et son action est moins facile à expliquer.

Deux fois seulement la lésion cérébrale siégeait à droite (G. et L.); cinq fois à gauche (H. I. J. K. P.)

Il n'y a pas d'autopsie prouvant qu'une lésion, exclusivement limitée à l'écorce cérébrale, peut déterminer de l'hémianopsie, comme dans les expériences faites par Munck (78) sur les singes et les chiens. Mais nous voyons cette écorce grise participer aux lésions voisines dans les observations I, J et P.

Dans tous ces cas, les bandelettes et les nerfs optiques et le chiasma étaient absolument sains, de même que les corps genouillés et les tubercules quadrijumeaux, sauf le cas d'Hirschberg (H), où on a noté un peu d'amincissement de la bandelette optique gauche.

Enfin dans la troisième espèce, où les lésions périphériques et centrales se trouvent réunies, nous rencontrons les observations de Hosch et de Gowers. La première (M) pourrait presque figurer dans la classe des lésions centrales, car les désordres que l'on trouve à la face inférieure du cerveau, et sur les nerfs optiques ou le chiasma paraissent ne dater que tout à fait des derniers moments de la vie. Au contraire, dans la seconde (N), la lésion du centre nerveux a joué un rôle tout à fait accessoire, au point de vue de l'hémianopsie, qu'il faut attribuer exclusivement à la destruction de la bandelette optique gauche.

Dans les cas où l'hémianopsie dépend d'une lésion centrale, il est de règle que l'atrophie du nerf optique ne se produise pas ou bien qu'elle ne survienne que très tard. Schreiber (79) a vu souvent l'hémianopsie sans modifications de la papille, dans les hémorrhagies cérébrales. Gûdden (80) donne la raison de ce fait, d'après ses expériences; l'atrophie siégeant dans l'organe central ne pouvant dépasser le centre ganglionnaire des corps genouillés, pour gagner les tractus et les nerfs optiques. Il est à souhaiter que l'on puisse faire de semblables constatations anatomiques chez des hommes ayant été hémiopes.

Au contraire, lorsque la lésion a son siège sur les bandelettes optiques ou sur le chiasma, les fibres optiques s'atrophient plus ou moins promptement. C'est ce qu'on a vu surtout dans l'hémianopsie temporale, qui est toujours d'origine périphérique.

Plus loin, j'aurai à indiquer ce qui reste à dire de ces résultats d'anatomie pathologique, en ce qui concerne la papille, quand je parlerai de l'examen ophthalmoscopique, à propos des symptômes

SYMPTOMATOLOGIE.

1° Hémianopsie latérale, homonyme ou correspondante.

Deux cas peuvent se présenter : ou bien le malade, que rien n'avertissait, brutalement frappé d'apoplexie, perd simultanément la vue, le mouvement, et quelquefois la sensibilité de tout un côté ; ou bien des symptômes de ramollissement, de tumeur cérébrale, jouant le rôle de phénomènes prémonitoires, ont déjà fait craindre le développement de troubles plus compliqués.

Que le début ait lieu d'une façon ou d'une autre, l'hemianopsie peut être constatée dès l'abord si le malade recouvre rapidement, ou conserve l'usage de ses sens ; elle doit être cherchée, dans le cas contraire. Quand elle a été reconnue, elle offre des caractères si tranchés, qu'ils ne laissent aucun doute dans l'esprit, lorsqu'on a eu l'occasion de les observer une fois.

Je ne m'occupe pas ici des cas, où l'hémianopsie résulte d'un simple trouble fonctionnel, et où elle disparoit rapidement, et complètement après avoir peu duré.

Le malade qui a perdu une moitié de son champ visuel est extrêmement troublé au début ; les objets lui paraissent tous partagés par le milieu et une moitié seulement en est apparente. De là des troubles considérables dans l'habitude de la vie : la démarche est gênée, hésitante, par crainte d'accidents ; ou bien les chûtes, les chocs, sans cesse répétés, contre les objets voisins, en sont la conséquence. La préhension se fait mal à cause de la fausse projection.

Mais c'est surtout dans l'exercice de certains actes, que le défaut du champ visuel, apparait avec tous ses inconvénients. La lecture, par exemple, devient très-difficile, surtout si le malade ne peut lire plus d'un mot à la fois. Il arrive alors que les mots semblent coupés en deux. Hughlings Jackson (81), dit « qu'un jour, son malade lut seulement « ...land, » alors que le vrai mot était « midland »; il fit observer à son fils que « ...liver » était assez singulier; mais son fils lui dit que le vrai nom était « Oliver ». Ces mots étaient écrits en lettres majuscules, sur des châssis, dans la rue. » Plus tard, quand les malades sont habitués à ce défaut du champ visuel, ils en corrigent l'inconvénient, en détournant la tête de côté pour placer ce qui leur reste de leur rétine normale, au centre de l'espace que peut embrasser leur regard. Cependant la lecture est toujours difficile, surtout quand l'hémianopsie est à gauche; parce que, avec ce défaut, il est impossible de lire à l'avance les mots qui sont placés à droite. Au contraire, dans l'hémianopsie droite, la difficulté vient de ce que pour passer d'une ligne à l'autre, le sujet est obligé de tourner tout à fait la tête.

Tout ce qui est situé du même côté que le défaut du champ visuel cesse d'être aperçu. L'anesthésie de la membrane nerveuse est complète, en général. Les phosphènes correspondants sont eux-mêmes perdus.

Quand on veut apprécier, d'une façon exacte, cette anomalie du champ visuel, il faut avoir recours au tableau de Snellen et au périmètre de Förster. On constate alors que la limite entre les parties sensibles et insensibles de la rétine est une *ligne verticale passant, habituellement, par le point de fixation, et non par la tache de Mariotte.* Cette direction verticale est admise par tout le monde.

Th. Leber (82), fait observer qu'elle offre quelquefois une petite déviation, en arc de cercle, empiétant sur la region sensible de la rétine, au voisinage du point de fixation ; mais au-dessus et au-dessous elle reprend sa direction verticale. J'ai eu l'occasion de vérifier ce fait. C'est donc à tort que M. Galezowski (83) a écrit : « La ligne de démarcation n'est jamais verticale, comme on l'a cru jusqu'ici, à tort. J'ai constaté qu'elle est toujours penchée obliquement, et reste en même temps parallèle dans les deux yeux. » A quoi peut tenir cette divergence ? Probablement à ce que les malades sont placés un peu obliquement, quand on prend le tracé de leur champ visuel.

Dans quelques cas, la limite verticale passe un peu en dehors de la ligne médiane, à 3 ou 5° environ. Hirschberg (84) explique ce fait par une interférence des fibres des deux tractus, qui fourniraient en commun une petite bande verticale sur la ligne médiane, comme je l'ai indiqué à propos de la distribution des fibres dans la rétine.

On peut penser aussi qu'une petite partie des fibres du tractus paralysé est restée intacte. Dans ces conditions, on trouve que cette zone amblyopique tient le milieu, comme netteté de la perception visuelle, entre la partie perdue et la partie conservée du champ visuel.

La figure 9, que j'ai empruntée à Förster en est un exemple.

Il n'est pas nécessaire que tout une moitié du champ visuel soit perdue, et qu'elle le soit, comme ci-dessus, d'une façon totale, pour qu'il y ait hémianopsie. Je laisse la parole à Treitel (85), qui vient de publier sur ce sujet, il y a quelques jours, un remarquable travail dans les Archives d'Ophthalmologie : « D'accord avec tous les modernes, Schön (86), Leber (87), Förster (88), Schweigger (89), Hirschberg (90), j'ai défini l'hémianopsie, non comme hémilatérale, mais comme défauts correspondants dans les deux moitiés homonymes des deux yeux. Avec cela,

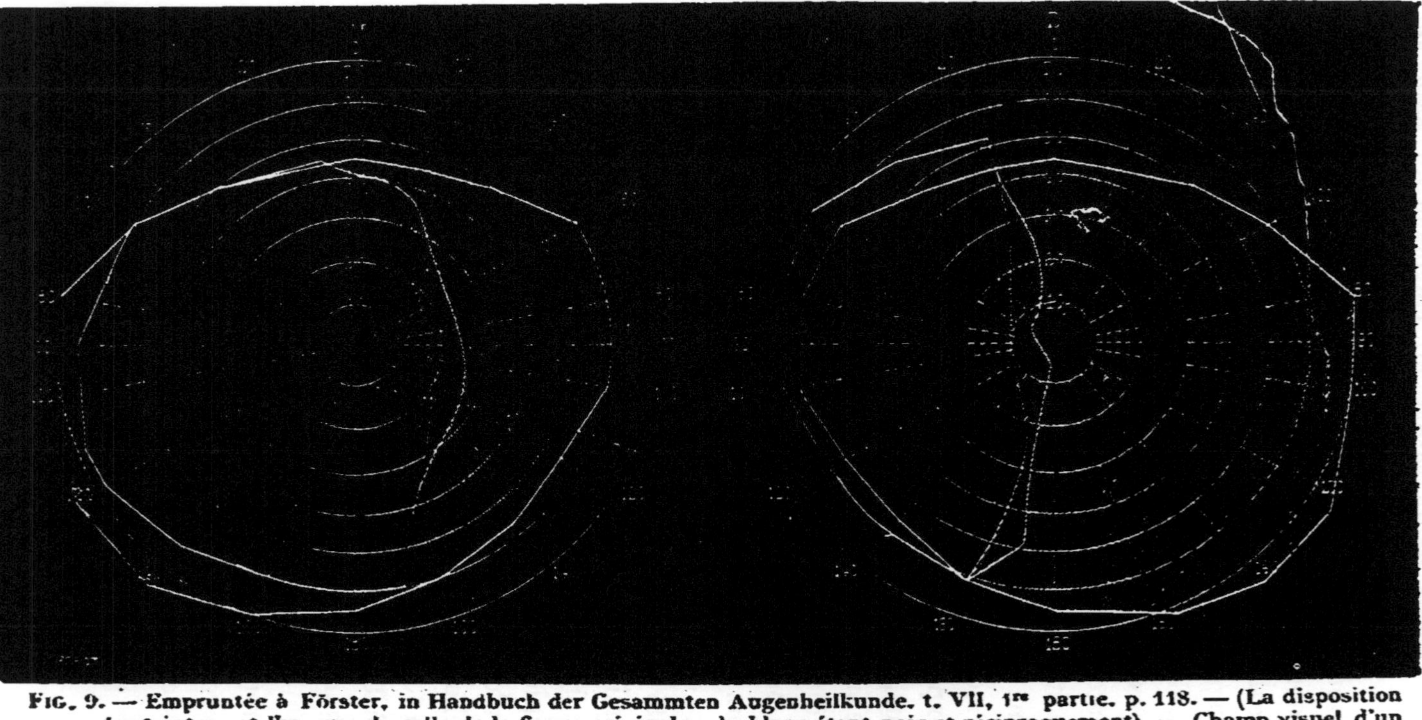

Fig. 9. — Empruntée à Förster, in Handbuch der Gesammten Augenheilkunde. t. VII, 1re partie. p. 118. — (La disposition des teintes est l'inverse de celle de la figure originale ; le blanc étant noir et réciproquement). — Champ visuel d'un sujet atteint d'hémianopsie droite : les parties ombrées représentent les régions perdues, les parties noiresles régions conservées du champ visuel. On voit, sur la limite, une zone intermédiaire entre les deux régions.

on laisse sentir que le défaut peut ne pas être fatalement et complètement hémilatéral. C'est à Schön que (01) nous devons d'avoir élargi l'idée de l'hémianopsie latérale dans ce sens ; bien qu'il soit vrai, que la question ait été envisagée au même point de vue, longtemps auparavant par A. de Græfe. Les raisons qui lui ont fait placer les hémianopsies partielles et totales sur le même plan sont les suivantes : *a*) Toutes deux se développent avec les mêmes symptômes cliniques ; *b*) les partielles se transforment assez souvent en totales ; *c*) je n'ai pas signalé les défauts correspondants comme identiquement de même grandeur. Il est dans la nature même de l'hémianopsie latérale de ne pas offrir la même étendue des deux côtés, puisque pour l'un des yeux, il s'agit de la moitié interne, et pour l'autre de la moitié externe de la rétine ; et que ces deux moitiés, à l'état physiologique, avec la macula pour centre, offrent une étendue différente. Les défauts des deux yeux sont correspondants, en ce sens qu'ils sont généralement délimités par des méridiens symétriques. Il existe, cependant, quelques exceptions légères, de petites parties saines ne se correspondant pas exactement. »

C'est là ce qui constitue les hémianopsies *partielles*, dans lesquelles nous pouvons constater soit des rétrécissements en forme de quadrants ou de secteurs, soit des scotomes symétriques et homologues, comme on peut le reconnaître dans *la fig.* 10, d'après Förster.

Le champ visuel pour les couleurs suit exactement, dans la plupart des observations, les mêmes modifications que celui de la lumière blanche. Son exploration est de la plus haute importance, car elle peut faire reconnaître des défauts qui passeraient inaperçus sans cela. Les couleurs doivent être normalement perçues par toutes les parties des rétines qui sont demeurées sensibles. On cite cepen-

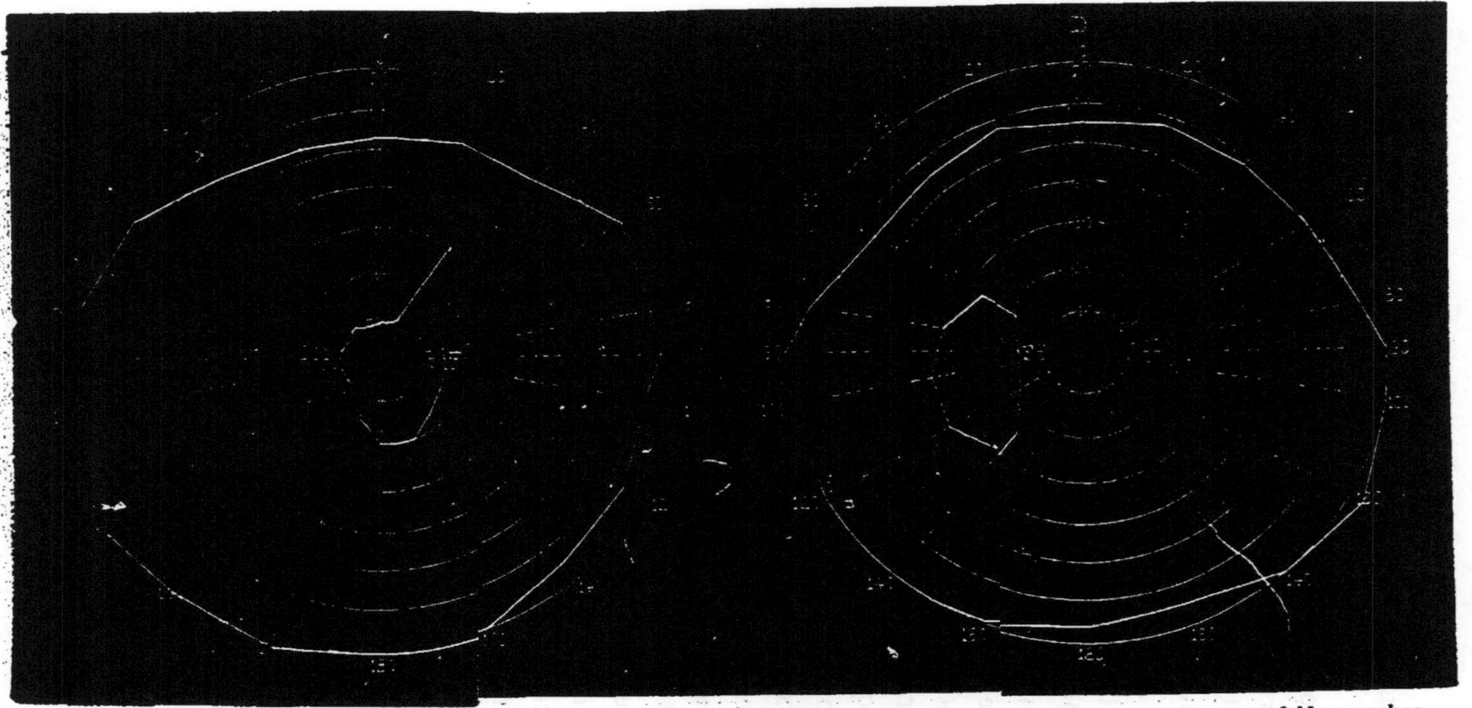

FIG. 10. — Empruntée à Forster (loc. cit., p 120). — Champs visuels des deux yeux offrant, dans leurs moitiés gauches, deux scotomes symétriques, que l'on doit considérer comme hémianopsie partielle incomplète. (Cette figure offre également une transposition de teintes, comparativement à l'original: les scotomes sont représentés en clair, et la portion saine des champs visuels en noir.

dant quelques faits qui font exception : Antonio Quaglino (92) a vu un sujet qui, à la suite d'apoplexie, eut une cécité complète, puis une hémianopsie gauche avec achromatopsie : il ne voyait plus que blanc et noir. Galezowski (93), d'après Bois de Loury (94), rapporte un fait semblable. Il s'agit d'une plaie à la base du crâne, par arme à feu : la guérison eut lieu, mais avec hémiopsie et perte de la sensation des couleurs. On peut conserver cependant des doutes, et se demander si cette hémianopsie n'était pas sous la dépendance d'une névrite optique ou d'une autre lésion intra-cérébrale.

Th. Leber (05) prétend que la cécité des couleurs est d'origine centrale, mais qu'elle n'a pas lieu dans tous les cas d'hémianopsie, qui reconnaissent cette origine. L'absence du symptôme s'explique, en tout cas, facilement dans les faits où l'hémianopsie reconnaît pour cause une lésion de la bandelette optique. Cette étude du sens des couleurs retrouve son indication dans ce fait, qu'elle peut à elle seule faire reconnaître l'existence d'une hémianopsie, où la perte de sensibilité rétinienne n'est que relative. On a vu, en effet, les limites du blanc et du noir être, à très peu de chose près, normales, tandis que celles des couleurs indiquaient un rétrécissement hémiopique. L'importance de ce fait est telle, que certains observateurs commencent toujours leurs explorations par la recherche du sens des couleurs (00).

L'acuité visuelle centrale est conservée presque à l'état normal. Si elle a beaucoup diminué au début, il est rare qu'elle ne remonte pas plus tard.

A la périphérie, elle peut subir quelques variations, qui m'amènent naturellement à parler des modifications considérables qu'y apportent la coïncidence d'autres lésions intra-crâniennes ou intra-oculaires. C'est ainsi que dans le cours d'une hémianopsie latérale, on peut voir tout d'un coup, survenir, dans le champ visuel restant, un scotome plus ou moins étendu. L'examen ophthalmoscopique peut alors faire découvrir quelquefois, au fond de l'œil, une hémorrhagie, une rétinite albuminurique, par exemple, qni occasionne l'obscurcissement surajouté ; ou bien, à défaut de lésions appréciables. il faudra songer à une nouvelle lésion, développée dans les centres nerveux, évoluant à côté de celle qui a produit l'hémianopsie.

L'acuité visuelle centrale et périphérique et l'étendue de la perception lumineuse peuvent s'améliorer à partir du début, comme on peut le voir par les figures (13 et 14). qui accompagnent mon observation personnelle (p. 141 et 142).

Quand, au contraire, elles vont en diminuant, elles doivent faire redouter le développement d'une complication ou d'une névrite optique atrophique.

Dans l'hémianopsie latérale pure, l'examen ophthalmoscopique ne doit donner qu'un résultat négatif. Toutes les fois que l'on y trouve, surtout au début, des lésions atrophiques du fond de l'œil, il faut accuser autre chose et songer à la névrite. Cependant, cette règle ne doit pas être posée d'une façon absolue, car on a vu des cas d'hémianopsie légitime, où l'atrophie papillaire a été constatée à l'ophthalmoscope. De Graefe (97) l'a rencontrée, occupant les deux moitiés droites des papilles, dans un cas d'hémianopsie gauche, trois ans après le début. M. de Wecker (98) a vu, au bout de quinze mois, un commencement d'excavation papillaire existant du côté opposé à la lésion cérébrale. Dans un examen, fait treize ans après le début, Mauthner (99) a trouvé la papille complètement décolorée du côté gauche et rouge à droite, dans une hémianopsie droite. Hirschberg (100) a trouvé une décoloration commençante de la papille droite du côté de l'hémianopsie, dans un cas récent. Rydel (100), sur les indications de

Mauthner, cite le même fait survenu au bout de six mois. La semi-atrophie de la papille est signalée dans le cas de Hjort (102), que j'ai rapporté ; Leber (103) dit également l'avoir rencontrée une fois, dans une hémianopsie gauche. Ces différents résultats sont légèrement contradictoires. Ce qui paraît le plus sûr, c'est que dans l'affection qui m'occupe, l'atrophie optique descendante demande des années avant de devenir appréciable.

Il ne faut donc pas faire de l'absence de lésion ophthalmoscopique dans le plus grand nombre des cas un caractère absolu de l'hémianopsie, mais on doit la prendre en grande considération,

L'examen doit toujours être fait avec attention, parce qu'il peut faire reconnaître une névrite optique.

A côté de ces symptômes fondamentaux de l'hémianopsie latérale, s'en trouvent d'autres, développés à la faveur de la lésion qui produit le trouble visuel, et variant suivant le siège de celle-ci,

Parmi ces phénomènes concomitants, on observe :

A. — L'*hémiplégie*, qui est notée, soit sous forme complète, soit sous forme de parésie, dans tous les cas où la maladie a débuté par un ictus apoplectique ; sur les sept cas d'autopsie d'hémianopsie par lésion cérébrale en foyer que j'ai cités, elle existait six fois. — H. Jackson (104) a vu treize fois l'hémianopsie homonyme ; elle s'accompagnait treize fois d'hémiplégie. Il remarque de plus que, dans ce cas, la jambe est plus prise que le bras ; tandis que, dans l'hémiplégie vulgaire, c'est plutôt le bras que la jambe. Ne pourrait-on pas songer alors, que cela tient à la proximité plus grande du centre cortical du membre inférieur, situé un peu plus en arrière que celui du membre supérieur. Schweigger (105) cite quatorze cas de cette complication. Ces phénomènes manquent dans les cas où l'interruption des fibres nerveuses ne porte que sur les tractus optiques.

B. — On cite des cas, plus rares, à la vérité, où l'hémianopsie s'est accompagnée de *paralysie faciale isolée* ou de *paralysies oculaires*, de *déviation conjuguée*, de *blépharoptose*. Alors, on assigne à la lésion, comme siège, le lobule paracentral (Schön) (106) et son voisinage.

C. — Que la lésion déterminante se rapproche, par son étendue plus ou moins considérable, de la place occupée par la troisième circonvolution frontale gauche, un signe important se manifeste : l'*aphasie*. Celle-ci a été fréquemment signalée, concurremment avec l'hémianopsie droite. Quand il y a hémiplégie droite, l'aphasie se montre là, comme d'ordinaire, sous ses différentes formes ; tantôt elle est due à la perte de la mémoire ; tantôt elle est attribuable à une perte des mouvements nécessaires au langage. Depuis que l'attention est attirée sur la possibilité de cette coïncidence, on en a cité un grand nombre d'exemples. — J'en ai trouvé quatre cas, où l'autopsie a permis de vérifier les lésions productrices. (Voir Anatomie pathologique.)

J'ajoute que divers symptômes peuvent accompagner isolément l'hémianopsie, ou bien se rencontrer les uns avec les autres.

D. — De tous les phénomènes concomitants, le plus considérable, et celui dont l'étude offre le plus d'importance, est l'*hémianesthésie*, surtout à cause de l'exclusion dont cette coïncidence a été frappée dans ces derniers temps, après avoir été généralement admise.

L'absence d'autopsie concluante est le principal argument que l'on a fait contre elle, aussi bien que contre l'existence de l'hémianopsie latérale, par lésion cérébrale en foyer, sans participation de la bandelette optique ou du chiasma.

Ce n'est pas un mince embarras pour moi que de me trouver, à cette occasion, en face de M. le professeur Charcot (107), et de déclarer que je n'admets pas, au moins dans un certain nombre de cas, l'explication qu'il a fournie sur le chiasma des nerfs optiques et sur l'hémianopsie.

M. Charcot nous montre l'hémianesthésie hystérique qui, à part sa mobilité, est de tout point comparable à celle que peut produire le lésion cérébrale. Il en est de même pour les troubles sensoriels, pour l'amblyopie, en particulier, d'après les recherches que M. Landolt (108) a faites, dans le service, à la Salpêtrière, sur les hystériques.

(P. 119) « Eh bien, dit M. Charcot, tous ces symptômes de l'amblyopie hystérique se sont retrouvés constamment, avec leurs nuances variées, dans plusieurs cas d'amblyopie croisée, accompagnés d'hémianesthésie, et relevant d'une lésion en foyer du cerveau, que nous avons sérieusement étudiée à ce point de vue : même diminution de l'acuité visuelle, même rétrécissement concentrique et général du champ visuel pour les couleurs, même absence de lésions pathognomoniques du fond de l'œil. »

(P. 120) « J'insiste particulièrement sur ce dernier caractère parce qu'il permet de séparer nettement le trouble fonctionnel, dont il s'agit, d'autres troubles visuels (papille étranglée, etc.), qui reconnaissent aussi pour cause une lésion organique intra-crânienne. »

Cette amblyopie croisée est en contradiction formelle avec la théorie de Alb. de Graefe, qui établit l'hémiopie latérale, homologue, comme résultat d'un foyer circonscrit dans l'hémisphère opposé, et M. Charcot lui substitue la proposition suivante : « Les lésions des hémisphères cérébraux, qui produisent l'hémianesthésie, déterminent également l'amblyopie croisée et non l'hémiopie latérale. » M. Charcot (p. 126) fonde son opposition sur le manque absolu d'observations et d'autopsies en faveur d'un foyer cérébral sans participation de la bandelette. Pour expliquer l'amblyopie croisée, il modifie un tant soit peu la théorie de la semi-décussation, évidemment gênante pour lui, et, tout en la déclarant très apte à expliquer les faits cliniques, il tombe dans la décussation complète, qui paraît avoir, à ses yeux, une certaine valeur, depuis les travaux de Biesiadecki, Michel et Mandelstamm. Mais je me hâte d'ajouter que la décussation complète de M. Charcot ne ressemble en rien à celle des autres auteurs. Je l'ai déjà rapporté en commençant ; je n'y reviens pas. (Voir fig. 5.)

(P. 141) Plus loin, après avoir exposé les origines centrales des nerfs optiques, M. Charcot se demande si l'entre-croisement postérieur qu'il imagine, ne se fait pas au niveau des tubercules quadrijumeaux. Anatomiquement, rien ne le prouve. Quant aux lésions de ces ganglions, elles sont ordinairement bilatérales et par conséquent ne prouvent rien. Il ne peut invoquer que le seul fait, trop incomplet, de lésions, avec trouble oculaire, du côté opposé rapporté par Bastian (109).

(P. 149) « Il me resterait à rechercher si l'amblyopie croisée est le seul genre de troubles fonctionnels de la vision, qui puisse se produire par le fait d'une lésion du cerveau proprement dit, ou si, au contraire, l'hémiopie ne peut pas aussi, comme l'assurent les auteurs, survenir en conséquence de certaines localisations pathologiques dans l'hémisphère. C'est là un point que l'on n'est pas en mesure, je pense, de décider quant à présent. J'incline toutefois, en l'absence d'autopsies contradictoires, à croire que dans la majorité des cas d'hémiopie, qui ont été rapportés à une lésion du cerveau, celle-ci, ou n'occupait pas les régions profondes de l'hémisphère, ou bien s'étendait jusqu'aux parties basilaires, de façon à intéresser, plus ou moins directement, l'une ou l'autre bandelette optique. »

« Schön (p. 118) cite récemment une série de faits, où l'ictus

apoplectique, avec hémiplégie, et quelquefois hémianesthésie, est invoqué en faveur d'une lésion centrale. Mais
le contrôle de l'autopsie a toujours fait défaut jusqu'ici. »

(P. 143) La relation de la bandelette optique avec le pédoncule est connue. « Cela étant, il ne saurait échapper qu'une
lésion convenablement localisée, par exemple dans un pédoncule cérébral, puisse déterminer, en même temps que
l'hémiopie latérale une hémiplégie, et, peut-être aussi une
hémianesthésie. Une lésion, telle qu'un foyer hémorrhagique, brusquement développé à la partie postérieure des
couches optiques, pourrait être suivie des mêmes effets. »

Il y a des faits supposés d'origine cérébrale, qui ne con-
cordent pas avec cette dernière interprétation. « Tels sont
ceux, entre autres, où l'hémiopie latérale se développe de
concert avec l'aphasie, et quelquefois, en outre, diverses
modifications de la sensibilité, ou du mouvement, dans les
membres du côté droit. Ces faits ne constituent pas un
groupe homogène; dans une première catégorie, il s'agit
d'une forme particulière de migraine (accidents transi-
toires, par accès, avec scotome scintillant, hémiopie latérale; certain degré d'aphasie et d'engourdissement dans la
face et les membres, à droite; vomissements; vertiges, céphalalgies à la fin). Il est clair qu'on ne saurait invoquer
ici l'intervention d'une altération matérielle, grossière, durable. Il n'en est pas de même dans la seconde catégorie,
où le concours de l'aphasie, de l'hémiplégie et de l'hémiopie
existe à titre de phénomène permanent. Je ne vois pas
comment ces faits peuvent être expliqués dans l'hypothèse
d'une lésion unique. ».

Il suffit de parcourir ces quelques passages extraits de la
dixième et la onzième leçon de M. le professeur Charcot,
sur les Localisations, pour voir que ce savant maître est

évidemment préoccupé de la relation qui peut exister entre l'hémianopsie et les lésions cérébrales en foyer.

Au commencement de ses réflexions sur l'hémianopsie, il repousse énergiquement toute intervention d'un foyer cérébral isolé, dans la production de ce dernier symptôme. Mais à mesure qu'il voit des phénomènes, propres aux lésions en foyers, s'ajouter à ceux de l'hémianopsie, ses affirmations sont moins précises et moins convaincues. Il semble qu'il voudrait trouver un fait positif et sûr pour le tirer de son incertitude.

Ce point d'appui devrait être une autopsie, où, une lésion absolument nette et précise, agissant à la façon d'une expérience savamment conduite, viendrait simplement produire l'hémianopsie, par lésion centrale, sans participation du côté de la bandelette optique.

Eh bien, cette expérience pathologique, cette autopsie que demande M. Charcot, elle existe : c'est celle que Baumgarten a publiée en 1878, et dont j'ai indiqué le protocole, à propos de l'anatomie pathologique à la lettre (L).

A coté de cette autopsie, j'en ai cité quelques autres, où l'action isolée de foyers cérébraux, sans altération des bandelettes, ni du chiasma, peuvent être prises comme une confirmation de la précédente, bien qu'elles n'en offrent pas toute la rigueur. Il est bien entendu que je ne fais aucune attention, pour le moment, aux cas qui se rapportent à l'hémianopsie temporaire, que compliquent quelquefois des troubles hémiplégiques, convulsifs, aphasiques et sensitifs, passagers, que M. Charcot place avec raison dans une autre catégorie que ceux relevant d'une lésion matérielle.

Pour ce qui concerne l'hémianesthésie, accompagnant l'hémianopsie et l'hémiplégie correspondantes, je crois qu'il serait difficile d'exiger une meilleure démonstration que celle fournie par l'observation avec autopsie de Hughlings Jackson (111).

Je n'insiste pas d'avantage ; il suffira de se rapporter aux extraits des autopsies ci-dessus ; on y verra encore deux autres cas, où des lésions intéressant la partie postérieure de l'hémisphère et probablement les radiations optiques postérieures de Gratiolet, ont provoqué de l'hémianesthésie avec hémianopsie. Peu importe qu'à côté de ces symptômes et de ces lésions, on en trouve d'autres, qui correspondent à d'autres régions de l'encéphale, telles, par exemple, que la troisième circonvolution. Ce qu'il y a d'essentiel ici, en se plaçant au point de vue même de M. Charcot, c'est qu il n'y ait pas de participation de l'appareil optique péri-phérique. En considération de ce désideratum, je recommanderais qu'on n'attache pas grande attention à l'observation (H) de Hirschberg ; bien que son auteur ait écarté une lésion possible du chiasma ou du tractus. M. Charcot, qui en a eu connaissance, accuse en effet, la grosse tumeur du lobe antérieur d'avoir agi par compression sur la bandelette optique gauche.

Si je ne m'abuse pas sur l'importance et la signification des faits que j'interprète, en particulier de celui de P. Baumgarten, il me semble que le principal desideratum de M. Charcot est rempli d'ores et déjà, et je ne puis douter que, par la suite, de nouveaux faits s'ajoutent aux premiers.

Quant aux autres considérations, sur lesquelles se fonde le savant professeur, d'après les renseignements qu'on lui a fournis, je crois qu'elles offrent encore quelque chose de trop absolu.

M. Landolt (112), après avoir constaté, dans l'amblyopie croisée, un rétrécissement total du champ des couleurs, seulement dans l'œil opposé à la lésion, revient sur son

affirmation ; l'œil correspondant, lui aussi, présente un rétrécissement, mais beaucoup moins prononcé. M. Charcot
en fait la remarque dans une note ajoutée au bas de la
page 119 de son ouvrage.

Si l'on veut se donner la peine de regarder au fond des
choses, à quoi correspond cette restriction de M. Landolt?
Est-ce que cela ne réveille pas l'idée d'un faisceau croisé
et d'un faisceau direct atteints, à la fois, par une lésion
centrale ? C'est là une réflexion qui m'a vivement frappé,
quand j'ai lu le récit des expériences de H. Munck, dont
j'ai signalé les résultats ; et je suis bien tenté de croire que
ce qui a lieu alors chez les animaux, à la suite d'expériences, s'est produit chez les malades de la Salpêtrière.

Je suis étonné qu'on invoque, en faveur de l'amblyopie
croisée, les deux cas, rapportés par Bernhardt, où il est
dit clairement que l'œil gauche, dans le second cas, ne
voyait plus depuis cinq ans, et que l'atrophie papillaire
était très marquée à droite, à l'ophthalmoscope, tandis que
dans le premier cas il s'agissait d'un aphasique, affecté
d'hémiplégie et d'hémianesthésie droites, et qui, en plus,
était crétin, toutes conditions bien faites pour rendre aléa-
toires les résultats d'un examen du champ visuel.

D'ailleurs, les conclusions posées par M. Landolt, (113), à
la fin d'un article sur les localisations dans les maladies cérébrales (Prog. méd. 1875, 25 décembre, n° 52, p. 768), laissent beaucoup de doute dans l'esprit. Après avoir soutenu
l'amblyopie croisée et le rétrécissement concentrique du
champ visuel, dans les deux yeux, plus prononcés toutefois dans l'œil opposé à la lésion, il ajoute qu'une lésion
unilatérale, au niveau du deuxième entre-croisement
proposé par M. Charcot, détermine de l'amblyopie croisée
et de l'hémiopie nasale du côté correspondant. Je n'ai ja-

mais entendu dire ni lu que quelqu'un ait eu l'occasion d'observer quelque chose de pareil.

Et maintenant, obligé de conclure à mon tour, je ne me heurterai pas contre la grande autorité de M. Charcot ; je ne nierai pas l'amblyopie croisée, qu'il a élevée au-dessus du doute ; mais je voudrais que l'hémianopsie reprît sa place d'autrefois, sinon entière, du moins assez assurée pour qu'on ne cherche pas à la renverser de nouveau. Les autopsies ultérieures et les études campimétriques et périmétriques scrupuleusement faites, pendant la vie, pourront décider si ces deux symptômes ont le droit de coexister, ou bien lequel des deux doit céder le pas à l'autre.

2° *Hémianopsie temporale ou médiane.*

Cette variété est encore désignée sous le nom d'*hémianopsie croisée*, parce qu'elle compromet, comme je l'ai dit déjà, le fonctionnement des faisceaux croisés des deux nerfs optiques. C'est donc ici la portion externe ou temporale de chacun des champs visuels séparés, qui va nous faire défaut.

L'hémianopsie temporale est beaucoup plus rare que l'homonyme ou latérale ; sur trente cas, Förster (114) en compte vingt-trois d'hémianopsie latérale contre sept d'hémianopsie temporale. Schön (115) en a publié quatorze cas.

Jamais cette variété n'a relevé d'une lésion centrale en foyer; c'est à la base de l'encéphale qu'il faut en rechercher la cause : exostoses, méningites localisées, traumatismes, productions syphilitiques, surtout tumeurs développées sur place (corps pituitaire deux fois), ou ayant pénétré de l'extérieur à l'intérieur du crâne. Les épanchements

sanguins ne paraissent pas en avoir été la cause, probablement en raison de leur diffusion trop grande.

On comprend donc comment ces hémianopsies ne s'an-
noncent jamais par un ictus apoplectique. Au contraire, en
raison même de leur cause productrice, leur développement se fait avec une certaine lenteur et par poussées,
tantôt sans retentissement du côté de l'encéphale, tantôt
au contraire avec phénomènes de compression cérébrale et
accompagnement d'autres paralysies, notamment de la
troisième paire.

Förster (116) dit avoir vu quelquefois le début de l'hémianopsie temporale se faire par un petit scotome central,
en dedans du point de fixation et gagnant peu à peu.

On a vu quelquefois (Müller (117) en cite un cas) l'hémianopsie temporale débuter d'une façon plus grave : la
vision est totalement perdue , soit dans un œil, soit dans
les deux, les pupilles restent immobiles et dilatées, puis
au bout d'un certain temps la vision s'améliore incomplè-
tement et une hémianopsie temporale s'établit. On comprend que des faits de ce genre reconnaissent plus volontiers pour cause des lésions d'origine vénérienne.

Pour les partisans de la semi-décussation, l'hémianopsie peut être la conséquence d'une lésion siégeant à l'angle antérieur ou à l'angle postérieur du chiasma. Avec la
décussation totale, on en vient forcément à localiser la compression à l'angle antérieur exclusivement.

Les troubles visuels, qui résultent de cette affection,
assez considérables dès le début, peuvent le devenir, par la
suite, bien plus et cela d'une façon continue et progressive
jusqu'à l'amaurose complète.

Les malades s'orientent, se conduisent facilement et va-
quent à leurs occupations, tant qu'ils n'ont pas besoin
d'appliquer attentivement leurs yeux sur des objets fins.

Mais s'il faut lire ou s'appliquer à quelque chose, ils n'en sont plus capables. Cependant l'acuité visuelle centrale n'offre pas généralement une diminution très-étendue, tant que l'affection reste stationnaire. Il en est autrement dès qu'elle progresse.

Le rétrécissement hémiopique du champ visuel se fait aussi d'une façon assez irrégulière pour la lumière blanche et les couleurs ; la ligne de séparation n'est jamais bien nette, et cela se comprend ; de même qu'elle ne correspond pas à la ligne médiane et qu'elle ne reste pas verticale ; elle ne passe pas toujours par le point de fixation.

« Il serait en effet incompréhensible, dit de Graefe (118), qu'une cause de compression puisse paralyser complètement les faisceaux croisés, sans intéresser un peu les faisceaux directs droits ou gauches. »

Cependant, il existe des cas où l'hémianopsie temporale est limitée par des lignes verticales très nettes passant par le centre des papilles (Müller); d'autres fois, entre les zones sensibles et anesthé   s du champ visuel, on trouve une zone intermédiaire. Pour expliquer une limite aussi tranchée, M. de Wecker invoque un afflux insuffisant du sang, dans certaines régions encéphaliques fournies par des artères symétriques. Le plus souvent, les régions anesthésiées sont inégales pour les deux rétines, parce que la compression agit inégalement.

Si l'on procède à l'examen des phosphènes, le temporal manque, le nasal existe.

Un des caractères les plus typiques de l'hémianopsie temporale c'est la tendance à progresser, due à la nature de la cause qui la produit ; elle tend sans cesse à aller vers l'amaurose complète. Förster (119) cite un cas, cependant, qu'il observait au moment où il écrivait, et dans lequel l'hémianopsie croisée était stationnaire depuis dix ans.

Les recherches ophthalmoscopiques font le plus habituellement reconnaître de bonne heure des changements dans le nerf optique. Autant l'atrophie est lente à apparaitre dans l'hémianopsie latérale, autant ici elle est précoce. C'est qu'il y a presque toujours de bonne heure de la névrite. M. Fano (120) cite un fait d'hémianopsie croisée, où la névro-rétinite occupait la moitié de la papille, qui aurait dû être saine et *vice versâ*.

M. Coursserant (121) a observé, l'année dernière, un fait d'hémianopsie temporale, occupant seulement l'œil du côté gauche, et offrant des caractères très nets et très tranchés. L'œil était normal physiquement et l'ophthalmoscope n'a fait découvrir aucun trouble. L'auteur, pour expliquer ce fait, invoque la décussation telle que la veut M. Charcot, sans la trouver suffisante ; il voudrait qu'il y eût une certaine distance entre les racines nerveuses de chaque faisceau, de façon que la lésion puisse s'exercer isolément sur l'un d'eux, le croisé.

Si l'on réfléchit bien à tous ces caractères de l'hémianopsie temporale, on voit assez combien ils diffèrent de ceux de l'hémianopsie latérale ; je n'insisterai donc pas davantage sur cette divergence.

3° *Hémianopsie nasale.*

C'est ici le triomphe des partisans de l'entre-croisement complet, du moins à leurs propres yeux. Leur théorie semble même faite uniquement dans le but d'expliquer cette variété d'hémianopsie, dont la semi-décussation ne peut rendre compte, dans le cas d'une seule lésion.

Mais c'est payer trop cher une semblable supériorité ; car avec cette théorie, toutes les causes productrices de l'hémianopsie doivent se grouper autour du chiasma, et il n'y a plus moyen d'interpréter les défauts d'origine centrale, sans faire intervenir des conditions qui n'ont jamais été réalisées dans les autopsies.

Est-ce la peine de se donner tant de mal pour arriver à ce résultat? La réponse est simple et bientôt faite, quand on songe à l'extrême rareté du défaut en question (c'est à grand'peine, que j'ai pu en rassembler dix cas dans les auteurs) ; et surtout quand on s'aperçoit, à la lecture des observations, que dans *tous les cas* il s'agit de névrite optique, constatée à l'ophthalmoscope ; si bien que la plupart des auteurs, actuellement, lui refusent le droit à l'existence. C'est l'opinion de Schweigger et Leber entre autres. Pour eux il n'y a pas d'hémianopsie nasale, proprement dite, mais des scotomes latéraux, qui la simulent. Ces auteurs se fondent sur l'existence démontrée de lésions symétriques, interrompant les fibres des faisceaux optiques directs à droite et à gauche, et non d'une seule lésion à l'angle postérieur du chiasma, comme le veulent les partisans de l'entre-croisement complet, et repoussent la dénomination d'hémianopsie, pour caractériser l'anesthésie des moitiés externes des rétines.

« Il vaut mieux, dit Schweigger, n'appeller hémianopsie, que les défauts où il y a une seule cause commune, locale, et non ceux où il y a une double lésion symétrique. » Cet auteur, auquel on doit le travail clinique le plus important sur ce sujet, arrive, en s'appuyant sur ses propres observations, à cette conclusion, que si la théorie de la semi-décussation n'existait pas, il *faudrait* l'inventer.

De Graefe (125) ne cite qu'un cas d'hémianopsie nasale, dont les symptômes étaient trop diffus pour lui permettre un *diagnostic de localisations*.

Förster (124) dit simplement de l'hémianopsie nasale, qu'elle n'existe pas plus que l'hémianopsie unilatérale, et il passe à une autre variété.

Schön (125), qui ne nous apprend rien de nouveau sur ce sujet, explique trois cas de Mandelstamm (126), mais d'une telle façon qu'il ne reste des deux premiers que la névro-rétinite. Quant au troisième, il est plus démonstratif, mais n'a pas été suivi d'examen nécroscopique.

La seule observation, où cette étude a été faite, est celle de Knapp (127), que je vais rapporter pour servir de modèle de description, et j'y ajouterai celle de Derby.

Homme de 60 ans. Acuité visuelle : à droite, $= \frac{2.5}{200}$; à gauche, $\frac{1/2}{200}$. Névro-rétinite double. Moitiés internes du champ visuel manquent : ligne de séparation, verticale à droite, inclinée à gauche, de haut en bas et de dedans en dehors. Plus tard, le champ visuel de l'œil droit augmente un peu, l'acuité visuelle remonte à $\frac{12}{200}$; mais la papille devient blanche. L'œil gauche reste sans modifications.

La mort a lieu cinq mois après le début de la maladie.

Je ne reviens pas à transcrire le résultat de l'autopsie, qui figure déjà à l'anatomie pathologique, à la lettre F.

Voici le cas de R. H. Derby (128).

Un homme de 60 ans, sujet depuis longtemps à de fréquentes attaques de vertiges, est brusquement réduit à ne plus distinguer, vers sa gauche, que les mouvements de sa main. On constate de ce côté, une névro-rétinite, un amincissement des artères, et une limitation extrême du champ visuel.

A droite, l'acuité visuelle $= \frac{20}{20}$; sans défaut du champ visuel, sans modifications ophthalmoscopiques.

Une semaine après, l'œil droit ne perçoit plus la lumière. On l'examine, et on y trouve aussi une névro-rétinite, avec rétrécissement extrême des artères ; son champ visuel présente la forme d'une fente.

Après une application de ventouses Heurteloup, la lumière du jour devient appréciable pour l'œil gauche, mais non point pour le droit. Le soir, le malade voyait à droite les mouvements de la main, dans le quadrant inféro-externe du champ visuel.

Quelques jours après une injection sous-cutanée de strychnine, le malade pouvait compter les doigts, dans presque toute la moitié externe du champ visuel, des deux côtés, ainsi que Knapp put le constater lui-même.

Quatre semaines après, l'hémianopsie persistait encore à gauche. A droite, il ne manquait plus que le quadrant inféro-interne ; quelques semaines plus tard, cet œil offrait un champ visuel normal, et pouvait compter les doigts à 10 pieds de distance.

L'œil gauche n'avait pas bougé.

Derby croit pouvoir donner de ce cas une interprétation autre que celle de Knapp : l'amaurose brusque, le rétrécissement considérable des artères de la rétine, la diminution du champ visuel, qui était, en outre, très reporté en dehors, comme dans l'embolie de l'artère centrale, tout cela, joint à la dégénérescence athéromateuse des artères très marquée, se rapporte plutôt à une insuffisance du système vasculaire, qu'à une compression sur le trajet du nerf.

L'exposé de ces deux observations fait suffisamment comprendre combien ont raison les auteurs, qui veulent ne faire de l'hémianopsie nasale qu'une forme plus ou moins symétrique de névrite optique.

Je dois ajouter cependant la mention d'un fait absolument extraordinaire, et dans lequel on ne constata aucun trouble du fond de l'œil, à l'ophthalmoscope :

Daa (120) raconte une observation d'amblyopie progressive à un haut degré, avec défaut des moitiés nasales du champ visuel, où on n'avait rien trouvé de remarquable au fond de l'œil ; il s'agissait donc d'une maladie indépendante des nerfs optiques, avec dispositions symétriques. L'hérédité jouait ici un rôle, car l'enfant, qui est le sujet de l'observation, et qui eut plus tard de l'épilepsie et un affaiblissement des facultés intellectuelles, appartenait à une famille dont cinq autres membres étaient morts d'une maladie analogue.

RÉSUMÉ DES SYMPTOMES

1° *Hémianopsie latérale, correspondante.*

1) Perte d'une moitié latérale complète, d'un secteur, d'un quadrant du champ visuel, ou existence de scotomes homologues, symétriques, correspondants des deux côtés (*hémianopsie complète et incomplète*).

2) Perte absolue de la vision dans la moitié manquante du champ visuel (*hémianopsie totale*).

3) La cécité n'est pas toujours entière dans la portion défectueuse du champ visuel (*hémianopsie relative*).

4°) *La ligne de séparation verticale, passant par le point de fixation, est nette, tranchée, abrupte,* dans l'hémianopsie d'origine centrale ; elle est un peu *moins franche* dans l'hémianopsie par lésion de la bandelette, mais sans cesser de rester *verticale.*

5) L'*acuité visuelle* centrale, quelquefois troublée au début, revient presque à son état normal dans l'*hémianopsie centrale,* elle reste quelquefois un peu affaiblie quand la *lésion est basilaire.*

6) L'*acuité visuelle périphérique* et la *chromatoscopie* ne sont pas altérées dans la portion saine du champ visuel, par l'*hémianopsie pure.* Possibilité de scotomes surajoutés, plus rarement achromatopsie, dans cette zone (*hémianopsie compliquée*).

7) Examen ophthalmoscopique normal (surtout dans les premiers temps) ; quelquefois, signes d'atrophie papillaire très lente (hémianopsie d'origine centrale). Signes d'atrophie papillaire, plus promptement développée : *hémianopsie basilaire.*

8.) *Phénomènes concomitants* : hémiplégie, hémianesthésie du même côté, parésies, paralysies isolées de la face, des muscles de l'œil, *variant suivant le siège de la lésion.*

9.) *Aphasie* accompagne *hémianopsie droite*, avec ou sans hémiplégie du même côté.

2° *Hémianopsie temporale ou médiane.*

1.) Défaut des deux moitiés externes du champ visuel ; 2.) toujours assez étendu ; 3.) non absolument symétrique ; 4.) ligne de séparation irrégulière ; 5.) ne passant pas toujours au point de fixation ; 6.) presque jamais bien tranchée.

7.) Acuité visuelle le plus souvent altérée au centre et à la périphérie, dans la portion de la rétine qui a été respectée. 8.) Champ des couleurs beaucoup moins régulier. 9.) Amblyopie progressive. 10.) Phosphène nasal.

11.) *Examen opththalmoscopique* : presque toujours, et dès le début, névrite optique.

12.) Les phénomènes concomitants sont, d'ordinaire, de signes de tumeur de la base du cerveau.

13.) Le début a quelquefois lieu par un petit scotome placé en dedans du point de fixation.

3° *Hémianopsie nasale.*

1.) Absence des deux moitiés internes du champ visuel.

2.) Ligne de séparation sans régularité, sans rapports rigoureux avec le point de fixation.

3.) Acuité visuelle centrale et périphérique très habituellement diminuée.

4.) Champ des couleurs (dans la région saine), tout à fait irrégulier.

5.) *Examen ophthalmoscopique* fait constater dès le début des signes de névro-rétinite.

6.) Marche envahissante, symptômes concomitants en rapport avec le siège de la cause.

COMPLICATIONS.
ÉVOLUTION. — PRONOSTIC.

Inutile d'insister, pour faire remarquer combien ces trois formes diffèrent entre elles, et surtout qu'elle distance il y a entre l'hémianopsie latérale, correspondante, et les deux autres.

Un phénomène caractéristique, presque constant de celle-ci, la névrite optique d'emblée, doit faire exclure jusqu'à l'idée de celle-là.

Et cependant, il y a entre elles plus d'un point commun, soit dans leurs manifestations habituelles, soit dans certains accidents qui viennent, au hasard, les compliquer.

Je ne reparlerai pas des paralysies, de l'aphasie, de l'hémianesthésie, que nous avons rencontrées dans l'hémianopsie latérale surtout, parce que c'est surtout celle qui peut reconnaître une origine centrale.

Je signalerai seulement les *céphalalgies* plus ou moins étendues, correspondant au siège de la lésion, d'une durée, en général, fort longue, et parfois persistantes ; les *troubles intellectuels*, etc.

On a quelquefois rencontré l'hémianopsie associée au *diabète*. La première observation qui en a été faite est citée par M. le professeur Bouchardat (130). « Hors des cas souvent observés, dit-il, de simple affaiblissement visuel, on a vu, une fois, une hémiopie, et trois fois une amblyopie congestive prononcée. »

De Graefe (131), dans un article sur les *Troubles qui accompagnent le diabète sucré*, cite le cas d'un jeune homme, *diabétique* depuis longtemps, qui eut une *hémiopie droite,* double, avec ligne de séparation verticale, et nettement tranchée. La vision centrale était bonne; l'examen ophthalmoscopique ne fit découvrir aucune lésion au fond de l'œil; l'état du malade resta stationnaire.

Le même auteur (132) rapporte une observation d'*hémiopie temporale,* par affection basilaire, où il est noté que la malade avait un *diabète insipide.* Cette femme avait une céphalalgie opiniâtre, et une paralysie du droit externe, en plus de son hémiopie. L'acuité visuelle était de 1/2, le fond de l'œil normal. Percussion du crâne douloureuse; pas de syphilis. On diagnostiqua une pachyméningite limitée à la base, sans exclure la possibilité d'une tumeur. Bientôt les douleurs se calmèrent; la vue baissa encore; la malade pâlit, s'amaigrit et la *polyurie* s'ajouta à tout cet ensemble. L'urine, d'un poids spécifique très faible, ne contenait ni sucre ni inosite. Soif inextinguible. On donna à prendre du perchlorure de fer. Quelques jours après, les fonctions visuelles s'améliorèrent, et la guérison s'ensuivit; un an après, elle continuait à se confirmer.

Leber (133) cite également un cas de diabète, chez un sujet qui offrait comme troubles oculaires, un état de transition entre l'hémianopsie et l'amblyopie; probablement par névrite optique.

Del Monte (135) a vu un malade dans des conditions analogues. Chez celui-ci, la lésion était attribuable à la syphilis. L'urine ne contenait pas de sucre, mais une notable quantité de pus. L'*hémianopsie était temporale,* par pachyminingite.

Brecht (135) a vu aussi, comme il l'a dit à Leber, une *hémianopsie temporale* avec *diabète insipide :* le malade était syphilitique, l'examen ophthalmoscopique fut négatif.

Dans une statistique de M. Galezowski, comprenant 12,000 malades, M. Kwiatkowski (135) relève 35 manifestations oculaires diabétiques, portant sur l'appareil nerveux. Sur ces 35 cas, il y a 3 hémiopies.

Je tiens à faire remarquer que, sur les cas où la nature du liquide, et la variété de l'hémianopsie ont été indiquées, il y a *trois hémianopsies temporales*, s'accompagnant toutes les trois *de diabète insipide*, et deux fois, les sujets sont syphilitiques.

Il y a là une relation trop évidente entre la syphilis, qui produit la tumeur, et la compression que celle-ci exerce sur les centres encéphaliques (la région mésocéphalique surtout), pour qu'elle ne soit pas signalée, et pour qu'on ne doive l'indiquer comme cause de la polyurie. L'absence du sucre dans le liquide n'impliquerait-elle pas que la compression agit surtout, au-dessus de la moelle allongée! c'est-à-dire dans la région où les piqûres expérimentales produisent, chez les animaux, la polyurie ?

M. Coursserant (137) signale un cas d'hémianopsie temporale, unilatérale, compliquée de phosphaturie, qu'il ne sait trop comment expliquer ; finalement, il penche vers un diabète phosphatique ou une plaque de sclérose.

Comme complication plus spéciale à l'hémianopsie latérale, il faut compter ces scotomes, qui se développent tout d'un coup ou bien lentement, dans la portion jusquelà saine, du champ visuel, constituant ainsi ce qui a été désigné sous le nom d'*hémianopsie compliquée*, par opposition aux cas où elle est dite *pure*. Ces scotomes sont le résultat d'une névrite optique, qui se développe, indépendamment ou en conséquence, de la lésion primitive.

On n'a pas encore signalé dans l'hémianopsie d'origine centrale, la destruction du second tractus optique, par un second foyer apoplectique. Mais Peltzer et Schweigger (136) ont vu une cécité complète frapper les deux yeux, déjà réduits à la moitié de leur fonctionnement, à la suite d'embolies symétriques dans les deux hémisphères.

À la base du cerveau (ceci concerne spécialement l'hémianopsie nasale, l'hémianopsie temporale et l'hémianopsie latérale, quand celle-ci reconnaît pour cause une lésion d'une bandelette), à la base, dis-je, la cécité complète peut encore résulter d'un progrès, d'un accroissement du processus, qui agit sur le tractus ou sur le chiasma ; c'est qu'alors l'atrophie du nerf optique fait de rapides progrès.

Dans certaines observations, où la lésion était bien délimitée, on a vu le trouble oculaire se compliquer d'anosmie.

S'il y a une tumeur capable, par son volume, ou son siége, de gêner la circulation intra-crânienne, ou intra-cérébrale, le phénomène de la *staaungspapille* apparait, et le champ visuel se rétrécit encore, pendant que l'acuité visuelle baisse, de son côté, de plus en plus.

On voit ainsi, par cette succession de complications, et par l'évolution même qu'elles déterminent, le *pronostic* de l'hémianopsie basilaire s'assombrir d'une façon désespérante.

Mais en est-il toujours de même ? Non, heureusement.

Même à la base, la lésion déterminante peut s'arrêter, ou mieux, rétrocéder et déterminer un mouvement analogue dans les symptômes. Les cas les plus heureux, à ce point de vue, sont ceux d'hémorrhagies ou d'accidents syphilitiques tertiaires (gommes, exostoses, pachyméningites circonscrites). Je note, en passant, à ce propos, combien il sera important pour le pronostic d'établir exactement le diagnostic de la cause.

Tout différents sont *l'évolution* et *le pronostic* de l'hémianopsie latérale, développée en conséquence d'un foyer dans l'hémisphère.

Autant la précédente est progressive et envahissante, autant celle-ci est stationnaire d'habitude. Je fais allusion, dans ce moment, aux foyers hémorrhagiques, et je vise moins ceux qui sont sous la dépendance de l'embolie et du ramollissement.

Quant au pronostic, lorsque la lésion n'a pas déterminé, par son siège et son étendue, une terminaison rapidement fatale, il ne saurait être sujet aux aggravations incessantes que nous avons passées en revue tout à l'heure. Le raptus hémorrhagique, une fois établi, tend vers la réparation : les symptômes qu'il a provoqués ne s'accentueront donc pas davantage; mais aussi, par compensation, ils n'offriront aucune tendance vers la rétrocession, comme dans les cas heureux de l'hémianopsie basilaire.

Ce que je dis des foyers hémorrhagiques ne peut évidemment s'appliquer aux tumeurs ou aux parasites, d'ailleurs fort rares, qui prennent naissance dans l'hémisphère. Ici la lésion avance sans cesse, jusqu'au moment où elle détermine des troubles incompatibles avec la vie. Il n'y a donc rien à espérer : la marche est croissante, l'issue funeste est fatale.

Les cas, peu nombreux, où l'hémianopsie (c'est toujours l'homonyme) a été la conséquence d'un *traumatisme* portant sur la tête, se sont, à ma connaissance, tous terminés par la guérison de la blessure, avec persistance du trouble fonctionnel. C'est ce qui est arrivé dans les cas suivants, que j'ai pu rassembler:

Leber (139). Coups de marteau, cinq dépressions profondes sur le côté droit du crâne, guérison ; hémianopsie gauche, consécutive ; hémiparésie, hémianesthésie et légère faiblesse de mémoire simulant l'aphasie. Examen ophthalmoscopique normal.

Keen et Thomson (140). Blessure du cerveau par coup

de feu (projectile pénétrant par la partie postérieure du crâne) : guérison malgré un commencement de prolapsus du cerveau ; persistance d'une grande lacune osseuse, au trou de sortie et d'un petit enfoncement, au niveau du trou d'entrée. Hémianopsie droite. Disparition presque complète de l'hémiplégie droite et de l'amnésie partielle, qui avaient duré un an. Persistance de l'hémianopsie droite dans les deux yeux, sans lésion ophthalmoscopique.

Cohn (141). Enfant de 16 ans; chute, d'un lieu élevé ; sur la tête. Perte de connaissance pendant quatorze jours. On constate alors une cécité presque complète. Trois mois après, on note un certain embarras de la parole. Sens des couleurs perdu, sauf pour le bleu. Hémiopie latérale droite, avec une lacune très appréciable, dans la moitié du champ visuel conservé. Quelques mois plus tard, le champ visuel était redevenu normal, l'aphasie avait disparu.

Ce cas est le seul qui fasse exception à la persistauce de l'hémianopsie. On peut sans doute l'expliquer par ce fait, que le siège de la cause était à la base ; car le petit malade de Cohn avait un épanchement sanguin, qu'accusait une ecchymose sous-conjonctivale de chaque côté. Peut-être que dans les autres cas (assurément dans celui de Keen et Thomson) il y avait une lésion de l'hémisphère, se comportant comme un foyer apoplectique.

L'observation que je rapporte (142) plus loin, et qui m'est personnelle, est encore une confirmation de ce que je dis au sujet des hémianopsies traumatiques.

Hughes (143) a vu un cas de fracture du crâne dans la région occipitale, pour laquelle on dut relever et extirper deux gros fragments osseux. Il y avait une très notable perte de substance cérébrale. Il en résulta une hémianopsie droite. L'examen au miroir, fait trois mois après, par l'auteur et plusieurs autres personnes, donna uu résultat négatif.

Bois de Loury (144) (cité par M. Galezowski) a également observé un cas d'hémianopsie d'origine traumatique, que j'ai déjà indiqué au chapitre des symptômes, à propos de l'achromatopsie survenue dans la partie restée sensible du champ visuel.

Je crois, d'après ces faits, que l'hémianopsie doit se produire quelquefois, dans de semblables conditions; peut-être serait-il à propos d'en faire la recherche à l'avenir.

DIAGNOSTIC.

Etablir l'existence d'une hémianopsie, qui offre tous ces caractères, au complet, n'est pas, en général, chose bien malaisée. Il n'y a même pas besoin, pour cela, d'avoir déjà observé des malades affectés de ce trouble fonctionnel pour arriver à le reconnaître.

Mais il s'en faut que les choses se présentent toujours de la sorte. Soit que les malades n'offrent pas un degré suffisant d'intelligence, soit qu'ils ne sachent pas s'observer, ou que l'état dans lequel ils sont, par le fait de leur accident, leur ait, en partie, ôté leurs facultés, il leur arrive souvent de méconnaître la lacune de leur champ visuel. Lorsqu'il y a eu hémiplégie, les personnes même qui entourent le patient, peuvent attribuer aux troubles de la motilité, l'hésitation qu'il met à prendre les objets ; et cela, simplement parce que l'hémianopsie siège du même côté que la paralysie.

Elle demande donc à être cherchée. C'est ce qu'il faudra faire, surtout dans les hémiplégies. Gowers, qui a appelé l'attention sur cette nécessité, dit que depuis qu'il fait ces recherches, il n'a pas encore trouvé une hémiplégie récente, qui ne lui ait offert cette particularité. Il y a dans ce fait, une analogie intéressante avec le trouble de la motilité. Je crois bien qu'il y a là un certain degré d'exagération ; mais en fin de compte, la chose n'en reste pas moins bonne à prendre.

Appareils et méthodes d'exploration. — Je ne reviendrai pas sur l'énumération des symptômes qui doivent servir de base au diagnostic. Je veux simplement indiquer toute l'importance qu'il y a à recourir (quand c'est possible) à des moyens d'exploration offrant des garanties sérieuses. Tels sont *le campimètre* et *le périmètre*. Grâce à eux, on pourra reconnaître la forme et l'étendue du défaut ; la netteté ou l'irrégularité de la ligne qui sert de limite ; l'intégrité de la portion restante du champ visuel, pour la lumière et pour les couleurs, ou bien les modifications que peuvent y apporter certains phénomènes concomitants, la névrite optique, par exemple. C'est depuis l'emploi de ces moyens qne l'on a pu étendre le cercle de l'hémianopsie, aux défauts en secteurs et en quadrants, et aux scotomes symétriques et correspondants. En un mot, comme le dit Förster, à propos de son périmètre, sans ces moyens, on a aussi peu de certitude, que sans thermomètre, pour les maladies générales.

Il suffit d'être prévenu que certains phénomènes concomitants doivent coïncider avec de certains cas d'hémianopsie, pour que la recherche en soit indiquée.

Diagnostic différentiel. — Les rétrécissements hémiopiques ont un aspect si net, si tranché, si personnel, qu'il est impossible de les confondre avec aucun autre trouble de l'appareil optique, quand ils sont complets et purs. On ne saurait, en effet, les prendre pour les rétrécissements concentriques de certaines amblyopies. Mais, quand l'hémianopsie n'est constituée que par des scotomes symétriques, la difficulté augmente. Le diagnostic devra alors se fonder sur la correspondance, la congruence des obscurcissements du champ visuel, qui doivent être limités par des méridiens symétriqués. Toutefois il sera bon d'accorder une certaine latitude aux écarts, qui peuvent se présenter d'un côté à l'autre.

Il ne faut pas se laisser arrêter par certaines apparences, qui en ont autrefois imposé pour de l'hémianopsie. Tels sont quelques troubles consécutifs à des maladies du globe oculaire, et plus particulièrement les décollements de la rétine, ou les embolies des branches de l'artère centrale. Un examen attentif à l'ophthalmoscope met à l'abri de semblables méprises. D'ailleurs, dans ces cas, l'hémianopsie est presque toujours unilatérale, ce qui suffit à juger la question. Toutes les fois, en effet, d'après Forster (145), qu'une moitié du champ visuel fait défaut d'un seul côté, ce n'est pas de l'hémianopsie, dans le sens que je lui ai donné jusqu'ici.

Mais la difficulté devient plus sérieuse, quand on a affaire à certaines formes de névrite optique. La délimitation des lacunes du champ visuel offre, dans ces cas, des formes qui rappellent, souvent à s'y méprendre, celles des hémianopsies complètes, totales, en secteurs, ou en scotomes correspondants. On a signalé, assez fréquemment, une délimitation, que l'on a voulu faire passer pour de l'hémianopsie, mais qui n'en est pas. Je veux parler de l'hémianopsie horizontale. Eh bien, tous ces défauts du champ visuel seront attribués à leur véritable cause, et par conséquent distingués de l'hémianopsie vraie, si l'on fait l'exploration à l'ophthalmoscope. On trouve alors, d'emblée, les signes de la névro-rétinite ou l'atrophie papillaire, qui est si longue à se produire, quand elle accompagne l'hémianopsie, ce qui, en outre, n'est pas la règle ici.

Par ce moyen, le défaut horizontal sera réduit à sa juste valeur : symptôme de névrite optique.

Jamais, dans ces cas, la limite entre le scotome et la la partie saine du champ visuel n'est aussi nette, aussi abrupte, que dans l'hémianopsie typique. Elle se fait toujours par une sorte de dégradation plus ou moins sensible.

Treitel (146) insiste avec beaucoup de raison sur un excellent caractère différentiel : l'état des champs colorés, qui sont toujours anormaux, dans les cas d'atrophie du nerf optique dont je parle; tandis qu'ils conservent leur étendue, leur forme, et leurs distances normales pour la moitié du champ visuel, qui fonctionne encore chez les hémiopiques. Aussi, dans les cas douteux, l'auteur que je cite commence-t-il de suite par l'examen de la périphérie de la rétine, au moyen des couleurs.

Il est bien rare, en outre, que l'atrophie optique ne détermine pas très promptement une diminution, au moins notable, de l'acuité visuelle; tandis que celle-ci est à peu près normale dans l'hémianopsie latérale pure. Lorsque l'hémianopsie est accompagnée d'une autre lésion, telle, par exemple, qu'une hémorrhagie rétinienne, qui vient ajouter une opacité dans la portion saine du champ visuel, ce dernier caractère perd de sa valeur.

Cette concomitance d'un trouble enté sur l'hémianopsie doit être attentivement notée, parce que son ignorance pourrait conduire à des erreurs.

Lorsque l'hémianopsie tourne à l'amblyopie ou à l'amaurose, par extension du défaut sur le côté de la rétine qui perçoit encore la lumière, il faut supposer que la lésion intra-crânienne (surtout basilaire), fait des progrès, ou que l'atrophie se développe dans tout le nerf optique correspondant.

L'hémianopsie nasale et temporale se diagnostique facilement par la forme de la région perdue du champ visuel.

Ces deux formes n'offrent pas généralement la netteté ds limites que l'on trouve dans la précédente; le bord du scotome est en demi-teinte, le plus souvent. C'est un caractère qui les rapproche beaucoup de la névrite optique ; et cela se conçoit, si l'on songe à ce fait, que l'altération du nerf est beaucoup plus rapide que dans l'hémianopsie d'origine centrale, parce que la lésion agit d'une façon plus immédiate sur lui. Néanmoins, la distribution des parties sensibles et insensibles du champ visuel, qui est encore plus caractéristique que dans l'hémianopsie latérale, suffit à lever tous les doutes.

Diagnostic de la nature de la lésion qui cause l'hémianopsie. — J'ai dit plus haut combien est importante pour le pronostic, la notion exacte de la cause productrice du rétrécissement hémianopsique.

Les antécédents du malade peuvent, dans bien des cas, rendre de grands services, pour savoir quelle sera l'issue de l'affection. Tel sujet, par exemple, qui a contracté autrefois la syphilis, peut avoir plus de chance de voir sa lésion diminuer, sinon disparaître, qu'un autre, dans des conditions inverses. Un alcoolique aura plutôt droit à du ramollissement cérébral ou à de l'athérome artériel, qui le menace du danger d'une hémorrhagie.

Sans insister davantage, je passe à d'autres causes dont il faut rechercher la nature. Une hémianopsie qui se manifeste chez un malade porteur d'une tumeur de mauvaise nature, au voisinage de la base du crâne, doit faire craindre une propagation ou une récidive si l'extirpation a déjà été pratiquée.

La considération des symptômes concomitants de l'hémianopsie pourra aussi aider à faire le diagnostic de la cause : tels sont les troubles moteurs et sensitifs débutant brusquement, qui indiquent une hémorrhagie cérébrale ; l'aphasie, qui plaide plus volontiers en faveur d'une embolie de la sylvienne gauche, suivie de ramollissement ; les troubles intellectuels (rares), qui s'accordent plutôt avec une vaste lésion de l'hémisphère, peut être une pachyméningite, agissant par compression ; les troubles circulatoires du nerf optique et du fond de l'œil, accompagnés ou non d'atrophie, qui indiquent une tumeur de la base, mais ne donnent aucun renseignement sur sa nature.

Diagnostic du siége de la lésion. Essai de localisation. — La partie du diagnostic qui offre le plus d'intérêt, surtout à notre époque, où ce genre d'études est, à bon droit, en vogue, c'est la détermination du siège, la localisation du désordre matériel qui a provoqué l'hémianopsie.

Sans m'occuper plus spécialement de l'une que de l'autre des trois variétés, je vais d'abord rechercher si l'on peut distinguer, à la faveur de quelque signe, l'hémianopsie d'origine centrale de celle que déterminent les lésions de la base du cerveau.

« Les lacunes *franchement hémiopiques*, dit Schweigger, (147) sont en faveur d'une lésion localisée dans l'un ou l'autre hémisphère. Néanmoins, une lésion des nerfs optiques ou du chiasma, ou des bandelettes peut aussi produire de l'hémianopsie ; mais si les lacunes ne sont pas parfaitement symétriques, il y a présomption en faveur d'une affection de la base. »

En outre de cette démarcation plus tranchée, et même en conséquence d'elle, l'acuité visuelle est meilleure dans les cas d'origine centrale, que dans les autres ; le champ des couleurs est plus franchement limité, lui aussi, dans la portion saine. Enfin, l'atrophie optique survient beaucoup plus lentement et beaucoup plus rarement, dans la première que dans la seconde,

Si, à côté de ces renseignements, fournis par l'appareil

oculaire, on prend ceux que donnent les phénomènes concomitants, le degré de probabilité d'un siège, plus exactement déterminable, augmente. Pour les lésions centrales, on
a les troubles intellectuels, les paralysies, ou parésies,
soit de tout le côté du corps et de la face opposé à la
destruction de la substance cérébrale, (par conséquent
le même que celui de l'hémianopsie), soit seulement d'un
membre, généralement le supérieur, de ce côté ; les anes-
hésies complètes ou partielles, d'étendue variable elles
aussi, certains phénomènes convulsifs (choréiques); les
contractures, les déviations conjuguées, l'immobilité de
l'iris qui reste en déviation. C'est à dessein que je n'ai pas
encore signalé l'aphasie, qui accompagne si souvent les
hémianopsies droites. Bien que ce symptôme soit d'une
grande valeur, il faut s'en méfier un peu, parce que les
lésions, qui agissent sur les bandelettes ou sur le chiasma,
peuvent aussi étendre leur influence jusqu'à la troisième
circonvolution frontale gauche. Telles sont de grosses tumeurs (comme celle signalée par Hirschberg, dans l'autopsie H), ou des épanchements sanguins, comprimant
à la fois l'angle extérieur du chiasma et le pied de la troisième circonvolution. Mandelstamm (148), qui est l'auteur
de cette dernière interprétation, attribue l'hémorrhagie à
la destruction des bords de la scissure de Sylvius. S'il a
pu en être ainsi dans quelques cas, je pense avec Schön (149),
que cela ne doit pas être fréquent, car, dans les autopsies
de sujets ayant présenté hémianopsie et aphasie, on n'a
pas encore trouvé de collection sanguine en ce point; puis
la distance entre le chiasma et le siège qu'occupent d'ordinaire les lésions de l'aphasie est trop considérable pour
que l'hémorrhagie ne détermine pas des symptômes im-
portants. Je crois donc qu'une aphasie, sans complication du coté des nerfs qui passent à la base du crâne,

est un bon signe d'une lésion centrale, comme cause de l'hémianopsie.

Des lacunes moins nettes, moins symétriques, une acuité visuelle plus faible, un champ des couleurs moins régulier dans la région non obscurcie du champ visuel ; une névrite optique ou une atrophie, qui aura de la tendance à se dessiner de meilleure heure, sont autant de conditions favorables aux lésions basilaires.

On peut y ajouter certains signes de compression de la base du cerveau, portant leur action sur l'appareil veineux, (stases, staaungspapille) ou sur les nerfs ; des paralysies se produisent alors : paralysie de la troisième paire, paralysie de l'oculo-moteur externe ou du pathétique. Une de ces paralysies périphériques, qui ont le plus d'importance, est assurément celle du nerf olfactif, qui produit de l'anosmie du côté correspondant.

Enfin, la forme même de l'hémianopsie joue ici un grand rôle : un rétrécissement hémiopique nasal ou temporal, par le seul fait de son existence, est une forte présomption en faveur d'un siège basal, car je ne sache pas qu'on ait encore indiqué une hémianopsie nasale ou temporale, développée en conséquence d'un foyer central.

La possibilité de la diminution ou de la disparition du trouble oculaire ne peut exister qu'à la base : les foyers ne se régénèrent pas. Toutes les fois donc, qu'on se trouve en présence d'un cas, où l'éclaircissement du champ visuel se produit, il faut penser à placer la cause à la face inférieure du cerveau.

Nous voilà maintenant en mesure de savoir, au moins à peu près, si nous avons affaire à l'un ou à l'autre des sièges que peuvent affecter les causes immédiates de l'hémianopsie : la base, les hémisphères.

Descendant dans le détail, pouvons-nous encore aller

plus loin, spécifier d'avantage la place exacte qu'occupe la lésion soit à la base du cerveau, soit dans les hémis·phères ?

A la Base. — En raison de la théorie de la semi-décussation, une hémianopsie temporale franchememt délimitée doit faire localiser la cause dans l'angle antérieur ou dans l'angle postérieur du chiasma. Si elle s'accompagne de troubles du côté du nerf olfactif, c'est que sa cause siège probablement en avant du chiasma, et inversement derrière celui-ci, dans le cas, où l'on voit apparaître des paralysies oculaires.

Comme je n'ai pas adopté (surtout au point de vue du fonctionnement), l'hypothèse de l'entre-croisement complet, je ne puis songer à placer la cause de l'hémianopsie nasale dans l'angle postérieur du chiasma, ainsi que le veulent les partisans de Biesiadecki, Michel et Mandelstamm. Il faut ici l'intervention d'une cause double, agissant sur les faisceaux directs des nerfs optiques, comme cela s'est vu à l'autopsie rapportée par Knapp.

La lésion se localisera dès lors sur les bords de la selle turcique, de chaque côté du chiasma, ou bien, plus en arrière, sur les bords des deux tractus.

Les auteurs qui admettent la réalité de l'hémianopsie horizontale (Mauthner entre autres) placent la lésion, soit à la face inférieure, soit à la face supérieure du chiasma, suivant que le défaut du champ visuel est supérieur ou inférieur.

L'hémianopsie latérale produite aux dépens de la bandelette optique, dans son parcours, des corps genouillés au chiasma, exige que la destruction ou l'interruption corresponde à la face externe du pédoncule cérébral, c'est-à-dire, profondément en dedans du lobe sphénoïdal de l'hémisphère, paralèllement à la grande fente cérébrale de Bichat, que la bandelette contribue à former.

Dans l'Hémisphère, la localisation est beaucoup plus difficile.

L'autopsie concluante de P. Baumgarten (150) nous permet de localiser, dans la partie postérieure du lobe occipital (voir les fig. 11 et 12), la lésion qui produit l'*hémianopsie latérale homonyme ou correspondante*. La région du lobe occipital, la plus importante au point de vue du fonctionnement des centres optiques, est située au voisinage de la corne postérieure du ventricule latéral (fig. 11).

Les faisceaux qui la constituent ne sont séparés de la cavité du ventricule, que par l'épendyme et le tapetum (tapis), expansion particulière du splenium du corps calleux. « C'est dans cette région même, dit M. Charcot (151), mais sur un plan plus profond, que se répandent les expansions cérébrales du faisceau de fibres centripètes, dont la lésion détermine l'hémianestésie cérébrale. Il existe donc une relation de contiguité entre ces faisceaux et les expansions optiques. »

M. Charcot ne se prononce pas cependant, d'une façon absolue, sur la réalité du prolongement plus ou moins direct des fibres du nerf optique, dans ce faisceau des expansions postérieures de la couche optique, qui sont désignées sous le nom d'*expansions optiques postérieures de Gratiolet* (fig. 11. k, k, ?? fig. 12. Om.)

Il est facile de comprendre, à cause de l'exiguité de cette région, qu'un foyer développé à son niveau devra dépasser plus ou moins largement ses limites ; c'est ce qui arrive, en effet ; aussi les parties voisines participent souvent à la lésion.

Voilà, sans doute, pourquoi la destruction ou la compression des fibres, qui vont directement du pédoncule cérébral à la partie postérieure du lobe occipital, et qui sont destinées à la sensibilité générale, produit l'hémia-

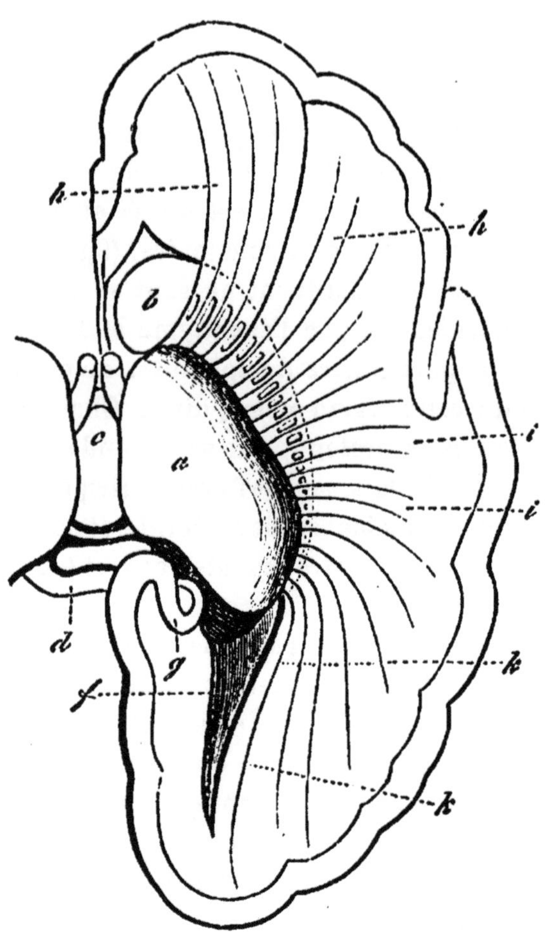

Fig. 11. — Radiations de la couche optique (Schéma, d'après M. Huguenin, p. 93, fig. 69, et empruntée aux leçons de M. Charcot, sur les localisations, p. 133, f. 32).

a, couche optique. — b, corps strié. — c, voûte à 3 piliers. — a, tubercules quadrijumeaux. — f, corne postérieure du ventricule latéral. — g, corne d'Ammon. — h, h, racine antérieure du thalamus. — i, i, radiations latérales. — k, k, radiations optiques de Gratiolet.

nesthésie croisée, et complique l'hémianopsie. Dans la théorie de M. Charcot, l'hémianopsie est remplacée par l'amblyopie croisée.

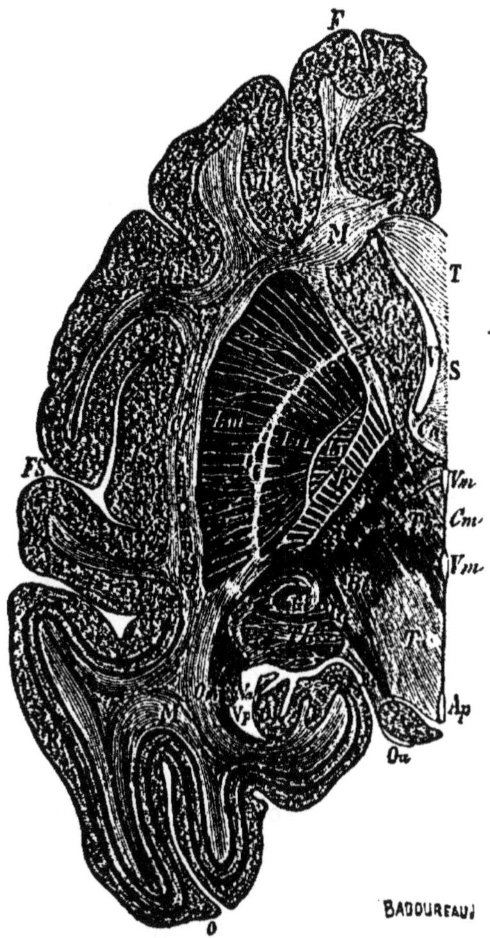

Fig 12. — D'après M. Meynert (Stricker's Handbuch, t. II, p. 721, f. 243. Empruntée aux leçons sur les localisatisns de M. Charcot, p. 140, fig. 33. Elle repiésente une coupe longitudinale et horizontale de la moitié gauche du cerveau de Cercoccbus Cinomolgus).

F, extrémité frontale. — *O*, région occipitale. — *FS*, entrée de la scissure de Sylvius. — *I*, insula. — *Cl*, avant-mur. — *T*, corps calleux. — *S*, septum. — *Ca*, commissure antérieure, — *A*, corne d'Ammon. — *V*, corne antérieure du ventricule latéral. — *Vp*, corne postérieure. — *Vm, Vm*, ventricule moyen. — *Cm*, commissure moyenne. — *Aq*, aqueduc.

L', *L''*, *L'''*, les segments du noyau lenticulaire. — *Na*, tête, et *Nc*, corne du noyau caudé.

Th, partie de la couche optique située en avant des corps genouillés. — *Th'*, couche optique; pulvinar.

Qu, tubercules quadrijumeaux. — *Gi*, corps genouillé interne. — *Ge*, corps genouillé externe. — *P*, pied du pédoncule cérébral.

Om, faisceaux médullaires, qui, du lobe occipital, vont au pulvinar, aux *BS*, bras des tubercules quadrijumeaux antérieurs, aux *BI*, bras des tubercules quadrijumeaux postérieurs, aux deux corps genouillés et au pied du pédoncule cérébral.

Si, au contraire, la lésion atteint une zone un peu plus élevée, la participation du faisceau sensitif direct n'a plus lieu, et l'hémianopsie se produit sans trouble de la sensibilité générale. La destruction des fibres radiées postérieures de Gratiolet, sans atteinte portée aux fibres du pied du pédoncule, peut coïncider avec des lésions affectant dans le voisinage, soit la partie postérieure de la couche optique (thalamus), soit une autre région, le noyau lenticulaire, par exemple, qui tient le mouvement sous sa dépendance. Il en résultera une association d'hémiplégie et d'hémianopsie.

Dans le premier cas, la complication hémianesthésie et hémianopsie autorise la localisation, dans la partie postérieure et interne de la couronne rayonnante, tout au voisinage de la corne occipitale du ventricule latéral. Dans le second, au contraire, la réunion de l'hémianopsie et de « l'hémiplégie vulgaire », comme dit M. Charcot, fera placer le foyer intra-cérébral plus en haut et en dehors, sans qu'on puisse absolument en préciser l'étendue. Ou bien il faudra songer à un foyer cortical distinct, et complètement séparé de la lésion qui produit l'hémianopsie ; ce nouveau foyer aurait pour siège le lobule paracentral qui est, comme on sait, le centre des mouvements des membres

Quant aux autres phénomènes concomitants, avec lesquels on observe fréquemment l'hémianopsie, il est assez difficile d'en rendre compte par une lésion unique, déterminant, en même temps, le trouble visuel et la paralysie motrice.

Je crois, par exemple, qu'il serait assez ardu de vouloir expliquer la coïncidence de l'hémianopsie et de l'aphasie, par une seule lésion. Il faudrait que celle-ci fût bien considérable pour pouvoir atteindre, en avant, le pied de la 3e circonvolution frontale gauche, et, en arrière, la partie postérieure de la couche optique. Une telle lésion, si elle pouvait exister, déterminerait un ensemble symptomatique bien autrement compliqué, que celui qui est dû à la suppression de la faculté du langage et au manque de fonctionnement d'une moitié du champ visuel. D'ailleurs, la distribution des artères du cerveau ne concorde pas avec la possibilité d'une telle coïncidence anatomique. Si une telle lésion était réalisable, elle ne le serait que par une tumeur. Mais est-ce qu'un néoplasme aurait le temps d'acquérir un volume suffisant pour cela ? J'ai tout lieu de croire que le patient aurait déjà succombé longtemps avant.

Je sais bien qu'on peut dire que la lésion intéresse les fibres radiées postérieures de Gratiolet, sur divers points de leur parcours, de façon à diminuer la distance comprise entre les deux points que j'indiquais tout à l'heure, mais rien ne le prouve.

Jusqu'à plus ample informé (et c'est une conclusion confirmée par les autopsies), je crois qu'il vaut mieux attribuer la coexistance de l'aphasie et de l'hémianopsie à deux foyers distincts, sauf à les considérer eux-mêmes comme provoqués par une cause commune (par exemple, une embolie déterminant des foyers multiples de ramollissement).

Les paralysies oculaires, la blépharoptose, la déviation conjuguée de la tête et des yeux, qui, d'ailleurs, ne sont que rarement signalées avec l'hémianopsie, ne me paraissent pas en état, à l'heure présente, de provoquer une tentative sérieuse de localisation.

Résumé. — *Pour résumer la question des localisations dans l'hémianopsie d'origine centrale*, on peut dire que les résultats obtenus aboutissent aux trois propositions suivantes :

1° Une hémianopsie latérale pure, complète, totale, typique, en un mot, sans autre phénomène concomitant, doit se localiser dans l'extrémité postérieure de l'hémisphère, dans la région des fibres optiques postérieures de Gratiolet, à une très faible distance de la paroi de la cavité du ventricule latéral (corne occipitale) ;

2° Une hémianopsie compliquée d'hémianesthésie avec ou sans hémiplégie doit être rapportée à la participation des fibres directes, sensitives, du pied du pédoncule ;

3° Enfin la présence de l'hémiplégie dans l'hémianopsie, concorde avec un siège, placé dans l'intérieur de l'hémisphère, un peu au-dessus et en dehors des radiations optiques postérieures, c'est-à-dire vers le noyau lenticulaire ou la capsule externe. Il peut arriver que le siége de la lésion soit dans le lobule paracentral (centre des mouvements des membres). Mais alors le foyer est distinct de celui de l'hémianopsie.

Inutile de chercher à résumer les propositions sur les localisations dans les hémianopsies de la base ; il faudrait simplement répéter ce que j'en ai dit.

OBSERVATION.

J'ai recueilli cette observation dans le service de mon maître, le professeur Panas, auquel je dois, comme beaucoup d'autres choses, l'idée première de mon sujet.

Hémianopsie latérale gauche, d'origine très probablement traumatique.

Ernest II..., 35 ans, serrurier, tombe de 8 mètres de hauteur sur le flanc et la jambe gauches. Pendant la chute, la région temporo-pariétale gauche heurte violemment contre un poteau; pas de plaie du cuir chevelu, pas d'ecchymose consécutive.

Le jour même (17 juillet 1878), le malade ne ressent rien de particulier dans la tête; mais dès le lendemain, il commence à éprouver des vertiges, qui durent pendant trois semaines, en s'atténuant graduellement.

Ce n'est que vers le quatrième jour, qu'il s'aperçoit d'un trouble de la vue, surtout quand il veut regarder vers sa gauche. A droite, la vue est normale.

Au moment de son entrée à l'Hôtel-Dieu (salle Saint-Antoine, n° 20, service de M. le professeur Panas), le 17 janvier 1870, on constate une hémianopsie latérale gauche double; ce qui l'étonne un peu, car il croyait que son œil gauche seul était intéressé. Il est évident que c'est là une fausse interprétation, et qu'il faut rapporter à la perte de la moitié gauche du champ visuel ce qu'il met sur le compte de l'œil gauche seul.

En outre, on constate aux deux yeux des synéchies, qui éveillent l'idée d'une ancienne iritis double, d'origine peut-être syphilitique. Cependant, le malade se défend énergiquement d'avoir jamais eu un accident de ce genre. Malgré cela, M. Desmarres, qui l'a soigné en ville, lui a imposé un traitement complet par le mercure et l'iodure de potassium; de plus, il lui a fait faire des instillations de collyre à l'atropine.

Ce même traitement a été continué à l'hôpital, dans la pensée que l'hémianopsie pouvait dépendre d'une production syphilitique, développée dans le crâne.

Pendant le cours de ce traitement, pour remédier aux adhérences de l'iris, M. Panas a pratiqué dans la même séance, par le même procédé, avec les mêmes instruments, l'iridectomie des deux côtés.

L'existence de l'hémianopsie ne pouvait en aucune façon contre-indiquer cette intervention, puisqu'il est avéré que le nerf optique (seul en cause ici) ne joue aucun rôle dans les phénomènes nutritifs de l'œil.

L'opération qui avait été exécutée avec autant de bonheur d'un côté que de l'autre, a donné le meilleur résultat à gauche. Mais à droite, dès le lendemain, on constatait du chémosis et le jour suivant, l'œil suppurait.

Cet accident frappa vivement tous ceux qui en furent témoins.

Pourquoi cette complication à droite et pas à gauche? M. Panas a pensé qu'elle pourrait peut-être s'expliquer par une lésion concomitante de la cinquième paire du côté droit.

Cette lésion est d'autant plus possible, que le côté droit est précisément le même que celui du nerf optique qui ne fonctionne plus.

Dans le cas d'une production syphilitique de la base, il est très facile de supposer l'action simultanée sur la bandelette optique et le trifacial; dans le cas d'une lésion traumatique, il faut admettre que celle-ci existe également à droite, c'est-à-dire du côté opposé à celui qui a reçu le choc. On sait que ces conditions sont facilement et assez souvent réalisables, pour qu'on n'ait pas de répugnance à admettre une semblable interprétation.

Quoi qu'il en soit, le fait n'en reste pas moins d'un intérêt considérable, surtout au point de vue de l'enseignement pratique qu'il y a à en retirer. Toutes les fois qu'on se trouvera en présence d'une hémianopsie où l'on devra intervenir chirurgicalement, il faudra interroger avec soin l'état de la cinquième paire; surtout si l'on a affaire à une hémianopsie produite par une lésion basilaire.

Dans le fait que je rapporte, la sensibilité du trifacial, explorée le deuxième jour après le début des accidents inflammatoires, fut trouvée normale des deux côtés. Mais à ce moment, il était déjà trop tard, car il aurait fallu savoir auparavant si la cornée était sensible ou non; l'insensibilité pouvant se confiner dans cette seule membrane.

Les suites de l'opération ont été, pour l'œil droit, la perte complète (il ne reste plus qu'un petit moignon); pour l'œil gauche, le statu quo.

Le 12 juillet. Le champ visuel de l'œil gauche offre l'étendue et la forme représentées par la figure 13.

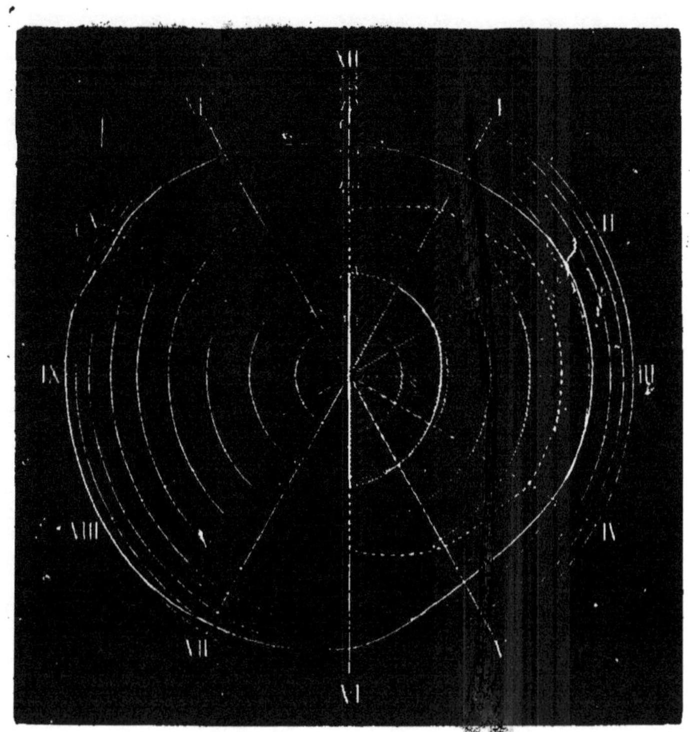

Fig. 13. — Œil gauche.

On y voit que la moitié droite du champ visuel se partage en deux zones; l'une centrale (claire) où l'acuité visuelle est normale; l'autre plus excentrique (en demi-teinte) où il y a encore un peu d'amblyopie.

Le champ des couleurs examiné, d'une façon grossière, paraît offrir des dimensions en rapport avec celui de la lumière blanche. Toutes les nuances sont facilement et rapidement distinguées.

L'examen du fond de l'œil à l'ophthalmoscope ne révèle aucune altération appréciable.

Au commencent du mois de septembre l'œil, a été le siège d'un peu de rougeur, mais cet accident n'a pas eu d'importance.

Quand le malade a quitté l'hôpital, quelques jours plus tard, son champ visuel (représenté par la figure 14) offrait, dans la portion

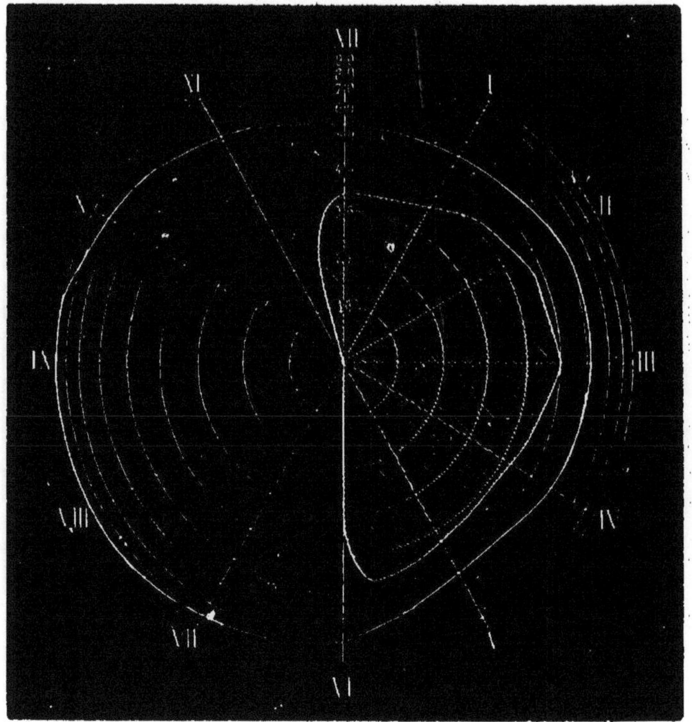

Fig. 14. — Œil gauche,

saine, une acuité visuelle normale aussi bien à la périphérie qu'au centre.

J'ai cherché dans la littérature des faits analogues à celui-ci et je n'en ai pas trouvé.

Aussi je m'empresse de le signaler d'une façon particulière ; d'abord, parce qu'au point de vue opératoire, il a une grosse importance; et, ensuite, parce que l'on peut noter la coïncidence d'une héminnopsie latérale, avec une paralysie (du sentiment) du trifacial ; c'est un excellent signe diagnostique pour localiser la lésion à la base du cerveau, au voisinage de la protubérance et du pédoncule cérébral.

CONCLUSIONS.

1° L'hémianopsie latérale, correspondante, peut être la conséquence d'une lésion en foyer de l'un ou l'autre hémisphère ;

2° Elle peut, par conséquent, exister seule (cas de Baumgarten), ou en même temps que l'hémianesthésie et d'autres phénomènes concomitants ;

3° Dans ces conditions, elle peut fournir une base solide aux recherches sur les localisations cérébrales. Je n'insiste pas sur ce sujet ; je renvoie au résumé du chapitre qui le concerne (voir p. 132).

4° Les scotomes symétriques, congruents, et limités par des méridiens correspondants, doivent être considérés comme de l'hémianopsie latérale homonyme ;

5° L'hémianopsie latérale pure ne s'accompagne pas de dégénération du nerf optique (à part quelques exceptions qui ont leur raison d'être dans la présence d'autres lésions).

6° L'hémianopsie nasale et la temporale offrent, au contraire, ces lésions du fond de l'œil, comme une de leurs plus importantes caractéristiques ;

7° Il me paraît donc légitime (en m'appuyant d'ailleurs encore sur les autres faits cités plus haut) de séparer l'hémianopsie latérale des formes nasale et temporale, et de considérer celles-ci plutôt comme de simples manifestations d'une lésion, plus ou moins symétrique, dans ses effets, sur les bandelettes ou le chiasma ;

8° L'hémianopsie horizontale et l'hémianopsie mono-latérale ne doivent pas être interprétées autrement.

On ne s'étonnera pas que je n'aie rien à dire au sujet du *traitement*.

L'hémianopsie est un symptôme et non une maladie. Elle nous sert uniquement à établir des diagnostics, le plus exacts possible, sur la nature ou le siège de la lésion productrice, et c'est à celle-ci, une fois qu'elle a été reconnue, que doivent s'adresser les ressources de la thérapeutique.

INDEX BIBLIOGRAPHIQUE

I. Anatomie. — Nerfs optiques.

A. Origines des nerfs optiques.

1. GALIEN. — De usu partium. Lib. XVI, Cap. III.
2. EUSTACHI. — Tabulæ anatomicæ. Tab. 17, F. 6, 5.
3. VAROLE. — De nervis opticis, etc., Epistol. Francfort, 1591.
4. HALLER. — Elementa physiologiæ, t. IV, p. 206.
5. DE BLAINVILLE. — Leçons orales.
6. J. CRUVEILHIER. — Anat. descr., t. IV, p. 887. Paris, 1836.
   —   Anat. pathol. génér., t. III, p. 147. Paris, 1856.
7. RIDLEY. — Anatomy of the Brain, etc., p. 106, in-8. London 1695.
8. MORGAGNI. — Epist. anat., t. I, p. 16, article XII.
9. WINSLOW. — Exposé anat. de la struct. du corps hum., t. IV p. 122. Paris, 1776.
10. ZINN. — Descrip. oculi humani. etc., p. 190. Göttingen, 1755.
11. GALL. — Anat. et physiol. du syst. nerv., t. I, p. 81. Paris, 1810.
12. TIEDEMANN. — Anat. du cerveau, trad. franç. de Jourdan, p. 191 1822.
13. MAGENDIE. — Précis élém. de physiol., 2ᵉ édition, t. I, p. 62 1821.
14. J.-F. MECKEL. — Anat. descr., trad. franç. de Jourdan, t. III, p. 109, 1825.
15. DUGÈS. — Physiol. comparée, t. I, p. 295. Montpellier, 1838.
16. BLANDIN. — Nouv. élém. d'anat., t. II, p. 593, 1838.
17. SAPPEY. — Anat. descr., t. II, p. 108, 1ʳᵉ édition. Paris, 1852.
18. TIEDEMANN. — Loc. cit., p. 192.
19. MEYNERT. — Stricker's Handbuch, t. II.
20. HUGUENIN. — Anat. des centres nerv., trad. franç. de Keller p. 78, 1879.
21. VULPIAN. — Cours de la Faculté de médecine de Paris.
22. CHARCOT. — Leçons sur les localisations dans les maladies cérébrales, 10ᵉ et 11ᵉ leçons. Paris, 1875.
23. HUGUENIN. — Contribution à la physiol. de l'écorce cérébrale, in Corr. Bl. für Schweiz Aerzte, nᵒ 22, p. 665, 1878.

24. Hermann Munk. Zur physiolo. der Grosshirnrinde, in Verhandlungen der Physiol. Gesellschaft zu Berlin, n°ˢ 9-10, 1878.

25. A. Musehold. — Experimentelle Untersuchungen über das Seh-
centrum bei Tauben. Thèse inaug. Berlin, 1878.

26. D. Ferrier. — Fonctions du cerveau, trad. franç. de Duret, p. 261
et suiv., 1878.

27. Ch. Richet. — Structure des circonv. cérébr. Th. agrégation,
p. 149-152. Paris, 1878.

28. Sappey. — Anat. desc., t. II, p. 197, 1ʳᵉ édit. Paris, 1852.

29. Vicq-d'Azyr. — Mém. de l'Acad roy. des sciences, 1780, et Traité
d'anat p. 72, pl. 21.

30. Foville. — Traité complet de l'anat. etc. du syst. nerv cérébro-
spinal, t. I, p. 512, pl. 18, fig. 2. Paris, 1844.

31. A. Forel. — Comptes-rendus de l'Académie des sciences de
Vienne, t. LXVI, 3ᵉ partie, 1872 :
          Des couches optiques et des parties avoisinantes,
chez les mammifères.

32. Gratiolet. — Anatomie comparée du syst. nerv. (Leuret et Gratiolet); et Comptes-rendus de l'Acad. des sciences, p. 276,
1854.

33. Longet. — Anat. et physiol. du syst. nerv., t. II, p. 76-81. Paris,
1842.

34. Antorini. — Opere posthumo, p. 33.

35. Sœmmering. — De Basi encephali, in Scripta neurologica de Ludwig, t. II, p. 63.

36. Gall. — Loc. cit., p. 81 et suiv.

37. Brissaud. — Communication de pièces à la Société anatomique de
Paris, séances de novembre 1879.

38. Aimé Mathéi. — Tentamen physio. anatom. de nervis, § X. Lug-
duni Batavorum, 1758.

B. Entrecroisement des nerfs optiques.

39. J. Cruveilhier. — Anat. descr., 4ᵉ édit., t. III, p. 499, 1871.

a). Partisans de l'entre-croisement complet.

40. Cheselden. — Anatomy of human body. London, 1726.

41. Petit (et non Pourfour du Petit, comme le veulent quelques-uns).

Mém. de l'Acad. roy. des sc. de Paris, { p. 69, 1726. / p. 144, 1735. / p. 151, 1737.

42. Sœmmering. — Loc. cit.

43. Edel. — Observationes anatomicæ ex naturâ comp., in Ludwig
Scriptores neurologici, t. III, p. 153, 1788.

44. Nöthig. — De decussatione nerv. optic. (Même source, t. I, p. 127
      1786.

45. Collins. — Systema of anatomy, t. I, C. 53.

46. Magendie. — Loc. cit.

47. Wollaston. — De la semi-décussation des nerfs optiques, in
      Philosophical Transactions, 1re partie, p. 27, 1824.
      —   Analysé et traduit par Arago, in Ann. chimie et
      physique, t. XXVII, p. 102 et suiv., 1824.

48. Biesiadecki. — Sur l'entre-croisement des nerfs optiques, in Sit-
      zungsberichte der Wiener Akademie, t. XLII, p. 86, 1860.

48 bis. Pawlowski. — Ueber Cniasma Nerv. opt. Thèse de Moscou,
      1869.

49. Michel. Ueber den Bau des Chiasma Nerv. opt., in Arch. für Oph-
      thalmologie von Graefe's, t. XIX, 2e partie, p. 59-87, 1873.
      —   Sur la question de l'entrecroisement des nerfs opti-
      ques. Même source, t. XXIII, 2e par., 227-254, 1877.

50. Mandelstamm. — Uber Sehnervenkreuzung und Hemiopie, in
      Arch. für Ophthalmologie, t. XIX, 2e part., 39-57, 1873.
      —   Zur Fräge ueber Hemiopie, in Zehender's Klin. Mon.
      Bl. f. Augenheilk, t. XIII, p. 04, 1874.

51. Maklakoff. — De Chiasma Nerv. opt. Thèse de Moscou, 1874.

52. Scheel. Ueber des Chiasma Nerv. opt. bei den Wirbelthiren und
      beim Menschen. Thèse d: Rostock, 1874.

53. Brown-Séquard. — Recherches sur les communications de la ré-
      tine et de l'encéphale. Archives de physiologie, p. 261-262,
      1872.

54. Schwalbe. — Anatomie du nerf optique, in Handbuch der Gesamm-
      ten Augenheilkunde, von Graefe und Sœmisch, tome I,
      1874.

55. Leuckart. — Développement du nerf optique, ibid., t. II, 1re par.
      p. 108, 1875.

      b). Partisans de l'accollement sans décussation.

56. Galien. — De usu partium, lib. X, cap. XII.

57. Vésale. — De corporis hum. fabricâ, lib. IV, cap. IV, p. 321. Bâle,
      1543.

58. Santorini. — Observationes anatomicæ, cap. III.

59. Briggs. — Ophthalmographia et theoria visionis nova Regiæ An-
      glorum Societati exhibita.

60. Alph. Monro. — Tractatus de nervis, etc., p. 93. Harling, 1763.

61. Zinn. — Loc. cit.

62. Vicq-d'Azyr. — Œuvres de Vicq-d'Azyr, t. VI, p. 103. Paris,
      1805.

63. VALVERDA. — Anatome corporis humani. Venise, 1589.

64. RIOLAN. — Anthropograph'a, lib. IV, cap. III. Paris, 1649. (Le cas auquel il fait allusion avait été observé par Césalpin, à Pise, en 1590).

65. ROLFINCK. — Dissertatio de guttà serenà, cap. IV, Iéna, 1669.

66. J.-F. MECKEL. — In Haller, Grundriss, p. 386.

67. BURNS. — Anatomy of the head and neck, p. 359. Edimbourg, 1811.

68. ARCOLÉO (de Palerme). — Communication non présentée, mais insérée, comme supplément, dans les Comptes-rendus du Congrès ophthal. périod. intern. de Paris, p. 183, 1867.

c). *Partisans de l'entrecroisement incomplet.*

69. NEWTON. — Opticks, 3° édit., 3° livraison, 15e question (la 1re éd est de 1704), p. 320. London, 1721.

70. A. VATER et Ch. HEINICKE. — Dissertatio qua duo visûs rarissima vitia alterum dimidiati, alterum duplicati, anatomic et physiologice exponuntur. Wittemberg, 25 mai 1723.

— Et in Haller. Disputationes ad morborum histo riam et curationem facientes, t. I, p. 305. Lausanne, 1757.

71. LŒSEL. — Scrutinium renum, p. 59. Königsberg, 1642.

72. VÉSALE. Loc. cit.

73. RIOLAN, d'après CÉSALPIN. — Anatomica seu Anthropographia, lib. IV, cap. II, p. 396. Paris, 1626.

74. H. FABER. — Sinopsis optica et Tractatus de homine.

75. STRUMM (l'aîné). — In Mathei juvenili Scientia optica. Sectio I, cap. II, § 4.

76. ROHAULT. — Tract. physic., 1re partie, cap. 31 et 32, 1705.

77-79. BRIGGS. — Loc. cit.

78. COLLINS. Loc. cit.

80. MICHAELIS. — Ueber die Durchkreuzung der Sehnerven, in Graefe's Magazin zur naturgeschichte der Menschen, t. II, p. 191.

81. ACKERMANN — De nervorum optic. inter se nexu, in Blummenbach med. bibl., t. III, 2e partie, 1791.

82. J. et Ch. WENZEL. — De penitiori structurà cerebri, chapitre II, p. 109. Tubingen, 1812.

83. CALDANI. — Memorie della Societa italiana, t. XII, 2e partie, p. 28.

84. WOLLASTON. — Loc. cit.

85. BEAUREGARD. — Communication à la Société de Biologie de Paris, séance du 31 juillet, 1875.

86. Pravaz. — Considérat. sur quelques anomalies de la vision. Archives génér. de médecine, t. VIII, p. 59, 1825.

87. J. Müller. — Zur Vergleichender Physiologie d. Gesichtsinnes des Menschen, und der Thiere, p. 83-114-141. Leipzig, 1826.

88. Longet. — Loc. cit.

89. Ph. Bérard. — Article Œil du Diction en 30 vol., 2e éd., t. XXI, p. 314, 1840.

90. J. Cruveilhier. — Loc. cit.

91. Hannover. — Ueber den Bau des Chiasma, in « das Auge, » p. 8. Leipzig, 1852.

92. Mayo. Medical Gazette, t. XXIX, p. 229-277, 1841.

93. Sahmen. — Disquisitiones microscopicæ de chiasmatis optici structura. Thèse de Dorpat, 1854.

94. Henle. — Handbuch d. syst. Anat. d. Menschen, et Allgemeine Anatomie.

95. Longet. — Loc. cit., p. 68, 69, 70, 71.

96. Sœmmering. — Loc. cit., t. I, p. 139 et suiv. De decussatione nervorum opticorum, 1786.

97. Edel. — Loc. cit.

98. Clossius. — Baldinger's Journal für Aerzte, 23 Stück.

99. Michaelis. — Loc. cit.

100. Caldani. — Loc. cit.

101. Walter. — Ueber die Einsengung und die Durchkreuzung der Sehnerven, p. 97. Berlin, 1794.

102. J. et Ch. Wenzel. — Loc. cit., p. 113-217, Tubingue, 1812.

103. Cuvier. — Cité dans Gall, Anat. syst. nerv., t. I, p. 82, 1810.

104. Meckel. — Loc. cit., t. III, p. 113, 1825.

105. J. Cruveilhier. — Anat. descript., t. IV, p. 889, 1836.

106. Morgagni. — Epistolæ Anatomicæ. Epist. xviii, article 40, t. I, 1778.

107-115. Ackermann, Vésale, Valverda, Riolan-Césalpin, Rollinck, Santorini, J.-F. Meckel, Caldani, Burns. (Loc. citato), etc.

116. A. de Graefe. — Hemiopische Gesichstfeldbeskrängungen. Arch. f. Ophthalm., t. II, 2e part., p. 286-288, 1856.

— Ueber die Hemiopie mit Diabete mellitus, vorkommenden Sehstörungen, ibid., t. IV, 2e partie, p. 233, 1858.

— Gleichseitige cerebrale Hemiopie, stationär, als Residuum eines apoplectischen Insultes, in Zehender's Klinis. Mon. Bl. f. Aug., t. III, p. 215, 1865.

— Temporale Hemiopie in Folge basilarer Affection

vermuthlich periostitis. Zweifelhafte Prognose. Heilung
ibid., t. III, p. 268, 1865.

117. HIRSCHBERG. — Beiträge zur practischen Augenheilkunde. Uber
Hemianopsie, p. 1-18. Leipzig, 1877.

118. BIESIADECKI. — Loc. cit.

119. PAWLOWSKI. — Loc. cit.

120. BROWN-SÉQUARD. — Id.

121. MAGENDIE. — Id.

122. MANDELSTAMM. — Id.

123. MICHEL. — Id.

124. GÜDDEN. — Arch. für Psychiatrie von Westphall, 1870.

125. SAPPEY. — Anat. descr., 1ʳᵉ édit., t. II, p. 197, 1852.

126. SCHULE. — In Zehender's Klin. Mon. Bl. f. Augenheilkunde,
1875.

127. GÜDDEN. — De l'entre-croisement des fibres optiques dans le
chiasma, in Arch. f. ophth., t. XX, 2ᵒ partie, p. 249-268.
1874.

128. MICHEL, MANDELSTAMM. — Loc. cit.

129. SCHWALBE.—Nervus opticus, makroscop, Anatomie, in Handbuch
der Gesammten Augenh. Von Alf. Graefe, und Sæmisch,
t. I, 1ʳᵉ partie, 1874.

130. Différents auteurs, cités par Longet, dans son Anat. et Physiol.
du syst. nerveux, t. II. Ces auteurs ont déjà été mention-
nés dans cette bibliographie.

131. REICH. — Die structur des Chiasma nerv. opt. Protokolle der Sit-
zungen der russischen Aerzte, Bd. 41, p. 340. Saint-Pé-
tersbourg, 1874.

132. SCHEEL. — Loc. cit.

133. MAKLAKOFF. — Loc. cit.

134. WOINOW. — A propos de la thèse de Maklakoff, in Nagel's Jahresbericht, t. VI, 1876.

135. MANDELSTAMM. — Zur Frage über Hemiopie, in Zehender's klin.
Mon. Bl. f. Aug., t. XIII, p. 94-100.

136 SCHÖN. — Valeur séméiotique (diagnostic et localisations) des
troubles oculaires dans les maladies cérébrales, in Arch.
für Heilkunde, t. XVI, p. 18-25, 1875.

137. — Die Lehre vom Gesichtsfelde, und seinen Anomalien, p. 49-75. Berlin, 1874.

138. CHARCOT. — Leçons sur les localisations dans les maladies cérébrales, p. 111 et suiv., 1875.

139. — Ibid.

140. CHARCOT et LANDOLT. — Ibid. et Progrès médical, nᵒ 52, p. 768,
1875, nᵒ 37, p. 705, 1877.

141. Charcot. — Ibid., 10° leçon.

142. Alb. de Graefe. — Loc. cit. et Société de Biologie de Paris, 1860.

143. Bastian. — The Lancet, p. 112, 25 july 1874.

144. Lancereaux. — De l'amaurose liée à la dégénération des nerfs optiques, dans les cas de destruction des hémisphères cérébraux. Arch. gén. de médecine, 6° série, t. III, p. 47 et 170, 1864.

145. J. Henle. — Handbuch der Nervenlehre, 1873.

146. Schmidt-Rimpler. — Congrès de Heidelberg, in Centr. Bl. f. Aug septembre 1877.

147. Hirschberg. — Loc. cit. Beiträge, etc., 1877.

148. Hermann Munk. — Nouvelles recherches sur les localisations cérébrales, in Verhandlungen der physiologischen Geselschaft zu Berlin. Jahrg. 1878-79, et n° 18, 4 juillet, p. 125, 1879.

   Ce dernier, traduit par R. Blanchard, in Progr. méd., n° 49, p. 960, 1879.

149. Leuckart. — Loc. cit.

150. Michel. — Loc. cit.

151. Woinow. — Congrès de Heidelberg, 8° session, 1875.

152. Hirschberg. — Ibidem.

153-161. Donders, Woinow, Adamück, Güdden, Donders, Schmidt-Rimpler, Schön, Samelsohn, Königshöffer. — Ibidem.

162. P. Baumgarten. — Semi-décussation des fibres du nerf optique, in Central. Bl. für der medic. Wissenschaft, p. 561, 1878.

163. Nicati. — Preuve expérimentale du croisement incomplet des fibres nerveuses dans le chiasma. Comptes-rendus de l'Académie des sciences, 10 juin 1877.

164-166. Magendie, Brown-Séquard, Beaurégard — Loc. cit.

167. Gudden. — Entre-croisement des fibres dans le chiasma. Arch. t. ophthal., t. XX, 2° partie, p. 249-268, 1874, et t. XX, 3° p., p. 199-205, 1874.

168-169. Michel. — La question de l'entre-croisement des nerfs optiques dans le chiasma. Arch. f. Ophthalm., t. XXIII, 2° p., p. 227-254, 1877.

170. Reich. — Loc. cit.

171. Nicati. — De la distribution des fibres dans le chiasma des nerfs optiques. Archives de physiologie, p. 658, 1878.

172. Meyerhausen u. Grossmann. — Arch. f. ophthal., t. XXIII, 1877.

173. Gudden. — Sur le croisement des fibres nerveuses dans le chiasma des nerfs optiques. Arch. f. ophthalm., t. XXV, 2° partie, p. 1, 1879.

174. MICHEL. — Arch. f. ophthalm., t. XXIII, 2ᵉ partie, p. 227, 1877.

175. A. FOREL. — Loc. cit., 1872.

176. BURDACH. — Traité de physiologie.

177. GÜDDEN. — A. f. O., t. XXV, 2ᵉ part, 1, 1879.

178. MUNK. — Loc. citat.

179. LUYS. — Recherches sur le système nerveux, 1866.

180. MEYNERT. — Handbuch Stricker's.

181. KÖLLIKER. — Histologie humaine. Trad. franç., M. Sée, 1868.

182. MOHR. — Contribution à la question de la semi-décussation. Arch. f. ophthal., t. XXV, 2ᵉ par., p. 48, 1879.

183. HIRSCHBERG. — Loc. cit. Beiträge, etc., 1877.

184. MAGENDIE. — Traité de physiologie. Loc. cit.

185. GALIEN. — De usu partium, loc. cit.

186. MICHEL. — Passim, 1873-1877, et Arch. f. ophth., t. XIX, 2ᵉ part, p. 76.

II. — Hémianopsie.

A. Introduction. — Définition.

1. HIRSCHBERG. — Beiträge für praktischen Augenheilkunde, p. 1, à 18. Leipzig, 1877.

2. F. MONOYER. — Traduction d'un discours d'A. de Graefe, sur l'Amblyopie et l'Amaurose, publié par le Klinish. Mon. Bl. f. Augenh. de Zehender, 1ᵉʳ semestre, p. 129-157, 1865.

— Note de Monoyer, in Annales d'Oculistique, t. LV (9ᵉ série, t. V), p. 247, 1866.

3. HIRSCHBERG. — Loc. cit.

4. Th. LEBER. — Article Hémianopsie, in Handbuch der Gesammten Augenheilkunde. Von Graefe und Sœmisch, t. V, 2ᵉ partie, p. 929, 1877.

5. DEMOURS. — Cité par Pravaz. Arch. gén. méd., t. VIII, 1825.

6. KNAPP. — Hemiopic and sector like defects in the field of the vision and their connection with diseases of the Brain. Brown-Sequard's Arch. of scient. and practic. medi., p. 293-310. New-York, 1873.

7. SCHÖN. — Die Lehre vom Gesichtsfelde, p. 49-75. Berlin, 1874.

8. FÖRSTER. — Congrès intern. période. d'ophthal. de Paris, 1867.

B. *Historique.*

9. Abraham VATER et Christian HEINICKE. — Dissertatio quâ duo vis ûs rarissima vitia alterum dimidiati, alterum duplicati, anatomicè et physiologicè exponuntur. Vittemberg, 25 mai 1723.

— Et in Disputat. ad morborum etc., Halierii, t. I, p. 309, 1753.

10. NAGEL. — Congrès ophthal. de Heibelberg, session de 1869, in Zehender's Klin. Mont-Bl., f. Angenh, 1869.

11 et 13. RICHTER. — Eléments de chirurgie, t. III.

12. JOURDAN. — Article Hémiopie du Dictionn. des sc. méd., t. XX, p. 263. Paris, Pankoucke, 1817,

14. WOLLASTON. — Sur la semi-décussation des nerfs optiques. Philosophical Transactions, 1re partie, p. 27, 1824.

— Traduction, note et observation personnelle par Arago, in Ann. chimie et physiq., t. XXVII, p. 102-109, 1824.

15. J. et Ch. WENZEL. — De penitiori structura cerebri. Tubingue, 1812.

16. PRAVAZ. — Quelques considérations sur des anomalies de la vision. Arch. gén. méd., t. VIII, p. 59, 1825.

17. WELLER. — Traité théorique et pratique des maladies des yeux. Traduct. franç. de Riester, t. II, p. 57, 1832.

18. FABRE. — Dict. des dictionn. de méd., t. IV, p. 545, 1840.

19. ROGNETTA. — Traité philosoph. et clin. d'ophthalmol., p. 623. Paris, 1844.

20. Dictionnaire en 30 volumes. — Article Vue, t. XXX, p. 051, 1846.

21. CARRON DU VILLARDS. — Guide prat. des mal. des yeux. Article Hémiopie, t. II, p. 496, 1847;

22. VALLEZ. — Tr. théor. et prat. de médecine ocul, p. 244. Bruxelles 1853.

23. DESMARRES père. — Traité théor. et prat. des mal. des yeux, 2e édition, t. III, p. 498, 1858.

24. MACKENZIE. — Tr. des mal. des yeux. Trad. franç. par Warlomont et Testelin, 4e édition, t. II, p. 741 et t. III, p. 532, 1865.

25. TESTELIN. — In Mackenzie, t. III (supplément), p. 532, 1865.

26. SERRES. — Anatomie comparée du cerveau, t. I, p. 331, 1827.

27. TWINING — Trans. of med. Soc. of Calcutta, p. 152, t. II, et Edimbourg. Journ. of med. sc., t. IX, p. 143, 1828.

28 WOLLASTON. — Loc. cit.

29. ROGNETTA. — Loc. cit.

30. DESMARRES père. — Loc. cit.

31. MORGAGNI. De sedibus et causis morborum, t. I, p. 22, 23. Lovanii, 1776. Epist. Anat. med., II, article 13 : Sermo primum fit, de Apoplexia tum in universum, tum de ea quæ est a sanguine.

32. A. DE GRAEFE. — Névro-rétinite descendante consécutive à un état pathologique (tumeur ou phlegmasie) du cerveau. Communic. à la Soc. de biologie, in Gaz. hebd. méd. chir., t. VII, n° 44, p. 707, 1860.

33. — Hemiopische Gesichtsfeldbeskrangungen. Arch. f. ophth., t. II, 2ᵉ part., p. 286-288, 1856.

34. CHARCOT. — Leçons sur les localisations, 10ᵉ leçon, p. 121, 1875.

35. LANDOLT. — In Progrès médical, n° 52, p. 768. Du diagnostic dans les maladies des yeux, 1875.

36. CHARCOT. — Loc. cit.

37. HUGHLINGS JACKSON. — Ophthalmic hospital reports, september. 1875. A case of hemiopia with hemianesthesia and hemiplegia

37. MACKENZIE. — Loc. cit., t. II, p. 741 ; t. III, p. 532, 1865.

39. AIRY. — Rapport sur sa propre observation et sur celles de deux de ses amis. Philosophical Magazine, July, 1865.
Voir aussi l'observation de son fils Hubert Airy, 1870. In Nagel's Jahresbericht fur ophth., t. I, p. 357, 1872.

40. FÖRSTER. — Amaurose partielle. Congrès ophth. de Heidelberg, in Zehender's M. Bl. f. Augenheilk, 1869.

41. MAUTHNER. — Cerebrales Flimmerscotom, in Œstreich. Zeitschrift fur prakt. Heilk. Nᵒˢ 11, 20, 24, 29. 1872.

43. TH. LEBER. — Das Flimmerscotom, hemianopsia temporaria fugax, in Graefe's und Sœmisch, Handbuch der Gesammten Augenheilk. T. V, p. 944, 1877.

43. GALEZOWSKI. — Congrès de Genève, 11 septembre 1875.

44. — Migraine ophthal. Arch. gén. méd. p. 669, juin 1873

45. DIANOUX. — Du scotome scintillant. Thèse Paris, 1877.

C. Pathogénie. — Étiologie.

46. CH. ABADIE. — Recherches cliniques sur l'amblyopie congénitale. Gaz. heb. méd. et chir. 2ᵉ série, t. XI, p. 352, 1874.

47. MICHEL. — De la manière dont se fait l'épanouissement des fibres du nerf optique sur la rétine, in Zehender's Klin. Mon. Bl. f. Aug. 140-142, 1875.

48. Schweigger. — Hémiopie et affections du nerf optique, Arch. f. Ophth., t. XXII, 3° partie, 276-321, 1875.

49. Arcoleo, de Palerme. — Compte-rendu du Congrès intern. périod. d'ophthalmologie de Paris, p. 183, 1867.

50. Th. Leber. — Tumeurs du corps pituitaire, cité par E. Müller, Arch. f. ophth., t. VIII, p. 160-165. Ire part., 1861.

51. E. Muller. — Ut supra. Cité par Th. Leber, in Graefe, u. Sœmisch.

52. de Morgan. — Tumeur maligne de l'orbite. Extirpation, Hémiopie, Pathol. Transactions, t. XVIII.

53. Illing. — Zur casuistik der hemiopie, Allgem. Wiener, med. zeitung, n°* 23, 25, 1874.

54. Briquet. — Traité clinique et thérap. de l'hystérie, p. 294, 1859.

55. Galezowski. — Passim, dans différentes thèses.

56. Svynos. — Amblyopie et amaurose hystérique, Thèse Paris, 1873.

57. Galezowski. — Traité des maladies des yeux.

58. Charcot et Landolt. — Loc. cit. — Landolt. Amblyopie hystérique. Arch. physiologie, p. 624, 1875).

59. Baron. — Troubles de la vue chez les hystéro-épileptiques. Th. de Paris, n° 148, 1878.

60. Svynos. — Loc. cit.

61. Gowers. — Hémiopie passagère dans les affections cérébrales. British med. Journ., 24 nov. 1877.

D. Anatomie pathologique.

62. Mackenzie. — Loc. cit. Autopsie de Wollaston.

63.   —   Loc. cit.

64. Al de Graefe. — Loc. cit. et Gleichseitige cerebrale Hemiopie stationär als Residuum eines apoplectischen Insultes. In Zehender's K. M. B. f. A. t. III, p. 215, 1865.

65. E. Müller. — Loc. cit.

66. Sæmisch. — Laterale hemiopie, durch einen Tumor bedingt. Zehender's. M.-B. f. A., t. III, p. 51, 1865.

67. Hjort. — Un cas d'hémiopie latérale homonyme. Zehender's K. M.-B. f. A., t. V, dernière partie, p. 166, 1867.

68. Knapp. — Hemiopie and sectorlike defects in the field of vision and their connection with diseases of the brain, Brown-Sequard's Arch. of sc. and pract. med. n° 4, p. 293-310. New-York, 1873.

69. Hughlings Jackson. — Loc. cit. et in The Lancet, 14 août, 1874.

70. Hirschberg. — Zur semi-decussation im Chiasma des Menschen, Arch. fur path. und physiol., t. LXV, p. 116, 1875.

71. Pooley. — Knapp's Arch., août et oct., p. 27-28, t. VI.

72. Jastrowitz. — Centralblatt f. Prakt. Augenh. von Hirschberg,
      p. 254, 1877.
73. P. Baumgarten. — Centralblatt f. der medic. Wissensch. n° 21,
      1878.
74. Hosch. — Zehender's. Kl. M.-B. f. A., t. XVI, p. 281-287, 1878.
75. Gowers. — In Centralblatt, f. d. med. Wissensch, n° 31, p. 562,
      1878.
76. A. Mohr. — Loc cit.
77. Chaillou. — Bulletin de la Société anatomique de Paris, p. 70,
      1863.
78. Hermann Munk. — Loc. cit.
79. Schreiber. — Modifications du champ visuel dans les maladies
      internes. Deuts. Arch. f. Klin. med., t. XXI, p. 1-101,
      1878.
80. Güdden. — Loc. cit.

E. Symptômes. —a) Hémianopsie latérale homonyme.

81. Hugh. Jackson. — Loc. cit.
82. Th. Leber. — Article Hemianopsie. In Graefe et Sæmisch (loc. cit.),
      1877.
83. Galezowski. — Article Hémiopie. Traité des mal. des yeux, p. 599,
      1875.
84. Hirschberg. — Beiträge. etc. (loc. cit.), 1877.
85. Treitel. — Ueber den Werth der Gesichstsfeldmessung, mit pig-
      menten für die Auffassung der Krankeiten des Nervösen
      Schapparates. II° Theil. Arch. f. oph., t. XXV, 3° par.,
      p. 1-110, 1879.
86. Schön. — Die Lehre, etc., loc. cit., 1874.
87. Th. Leber. — Loc. cit.
88. Förster. — In Graefe u. Sæmisch. Handbuch, etc., t. VII, 1re par.,
      p. 115-121, 1876.
89. Schweigger. — Loc. cit.
90. Hirschberg. — Loc. cit.
91. Schön. — Loc. cit.
92. A. Quaglino. — Giornale d'ottalmologia italiana, 1867. — Hémi-
      plégie avec amaurose. Guérison. Hémiopie. Perte totale
      de la perception des couleurs.
93-94. Galezowski (Bois de Loury). Chromatoscopie rétinienne, p. 226-
      229. 1868.
95. Th. Leber. — 96. Treitel. — 97. De Graefe. — (Loc. cit.)
98. L. de Wecker. — Traité théorique et prat. des mal. des yeux, t. II,
      p. 383. Paris, 1866.

99. MAUTHNER. — Zur casuistick der Amaurose, Hemiopie. Œs treich Zeitschr. f. Prakt-Heilk. Wien, 1872.

100. HIRSCHBERG. — Loc. cit.

101. RYDEL. — Cité par Th. Leber in Graefe u. Sæmisch, 1877.

102. HJORT. — Loc. cit.

103. Th. LEBER. — 104. H. JACKSON. — (Loc. cit.)

b). *Hémianopsie temporale.*

105-118. SCHWEIGGER, SCHÖN, CHARCOT, LANDOLT, BASTIAN, SCHÖN H. JACKSON, LANDOLT, FÖRSTER, E. MULLER.

119. A. DE GRAEFE. — (Loco citato). Temporale hemiopie in Folge basilarer Affection, vermuthlich Periostitis, Zweifelhafte Prognose. Heilung.

120. FANO. — Tr. prat. des mal. des yeux, t. II, p. 438. 1866.

121. COURSSERANT. — Hémiopie temporale unilatérale, Phosphaturie· Gazette des hôpitaux, p. 276. 1878.

c). *Hémianopsie nasale.*

122. SCHWEIGGER. — Loc. cit.

123. DE GRAEFE. — Loc. cit, Arch. f. oph., t. II, 2ᵉ partie, p. 286-88. 1856.

124. FÖRSTER. — Loc. cit. in Graefe u. Sæmisch, t. VII, p. 126. 1876.

125. SCHÖN. — Die verwerthung der Augenaffectionem für Diagnose u. Localisation grober Hirnerkrangungen. Arch. der Heilk, t. XVI, p. 1, 1875.

126. MANDELSTAMM. — Zwei Fälle von Neuritis opt. durch basilaren Tumor mit nasaler Hemiopie, in :
  Pagenstecher's Klin. mitth., 3° partie, p. 72-75. 1866. et Zur Frage über Hemiopie, in :
  Klin. Mont.-Bl. f. A. de Zehender, t. XIII, p. 94-100, 1875.

127. KNAPP. — Loc. cit.

128. R.-H. DERBY. — Cité par Knapp in Arch. of. sc. a pract. med. New-York, p. 293-310, 1873.

129. DAA. — Hemiopi. Det 6 tilfaelde i Samme Slaegt. Norsk-Magaz f. Lägevidensk, Bd 25, p. 615. et in Nagel's Jahresbericht, t. I, p. 379. 1870.

d). *Diabète dans l'hémianopsie.*

130. BOUCHARDAT. — Comptes-rendus de l'Acad. des sciences, t. XVI, p. 125-127. 1852.

131-132. DE GRAEFE. — Zehender's, K. M.,-B. f. A., t. III. Hémianopia temporale, p. 268-275, 1865.

133. Th. LEBER. — Sur les maladies de l'œil dans le diabète sucré Arch. f. oph., t. XXI, 3⁰ part., p. 295-296, 1876.

134. DEL MONTE. — Emiopia incrociata e diabete insipido per pachymening. externa. Sifilis. Osservazione e note cliniche. Il Movimento medico, p. 77-81, 1869.

134. BRECHT. — Communication par lettre à Th. Leber.

136. KWIATKOWSKI. — Thèse de Paris, n⁰ 179. Etude générale sur les affections oculaires diabétiques, 1879.

137. COURSSERANT. — Loc. cit.

e). Hémianopsie d'origine traumatique.

138. PILTZER et SCHWEIGGER. — Cités par Th. Leber.

139. Th. LEBER. — Loco cit.

140. KEEN et THOMSON. — Gunshot wound of the brain, followed by fungus cerebri and recovery with hemiopsia. Transactions of the Amer. Ophthalm. Society, t. VIII, p. 122, 1871.

141. COHN. — Ueber Hemiopie bei Hirnleiden, Zehender's. K. M.-B, f. A., t. XII, p. 204, 1874.

142. Mon observation personnelle, voir page 139.

143. HUGHES. — Case of coumpound depressed fracture of the Skull, Irish. Hosp. Gaz., 1 july 1873.

144. BOIS DE LOURY. In Galezowski. Chromatoscopie rétinienne, p. 226-229, 1868.

f). Diagnostic.

145-151. FÖRSTER, TREITEL, SCHWEIGGER, MANDELSTAMM, SCHÖN P. BAUMGARTEN, CHARCOT. — Loc. cit.

J'ajoute encore quelques indications que j'ai parcourues, et que je n'ai pas citées dans le cours de mon travail, bien que je les aie utilisées.

152. WARTHON-JONES. — Trait. prat. des mal. des yeux. Trad. franç. de Foucher, p 522, 1862.

153. ALEXANDER. — Un cas d'hémiopie. Klin. Mon. Bl. f. Aug., p. 88 t. V, dernière partie, 1867.

154. ZAGORSKI. — Un cas d'hémiopie homonyme, suite d'attaque d'apoplexie; guérison complète. (Même source et indication, p. 322), 1867.

155. Th. Leber. — Ueber Anomalien der Farbensinnes bei Krankhei-
ten des Auges, und ueber einem Formen von Amblyopie
Arch. f. Oph., t. XV, 3ᵉ par., p. 55, 1869.

156. Berthold. — Deux cas d'hémiopie : l'un avec anesthésie à gauche ;
l'autre avec aphasie. Berliner Klin. Woch., p. 46, 1871.

157. Boncourt. — Hémiopie homonyme, droite, d'origine cérébrale,
Journ. d'oph., p. 335-337, 1872.

158. Bernhardt. — Vorkommen und Bedeutung der Hemiopie bei
Aphasischen. Berliner Kl. Woch., n° 32, p. 381, 1872.

159. E. Meyer. — Traité pratique des mal. des yeux. Hémiopie, p. 337,
1873.

160. Baud (Louis). — Des amblyopies sans lésion à l'ophthalmoscope.
Il cite l'hémiopie dans le diabète sucré. Thèse de Paris,
n° 348, 1873.

161. E. Bonnefoy. — Troubles de la vision dans l'hystérie, Thèse de
Paris, n° 348, 1874.

    —   Il cite des cas d'hémiopie hystérique qu'il a vu à
la Salpêtrière.

162. Michel. — Zur Erklärung der Hemiopie. Arch. f. oph., t. XIX,
2ᵉ par., p. 82, 1874.

163. Heiberg. — Tilfälde af hemiopi og afasi. In Norsk Magaz. f. Lä-
gevid. R. 3, Bd. IV, p. 127, 1874.

164. Emmert. — Hémiopie horizontale. Soc. oph. Heidelberg, Klin.
Mo. Bl. f. Aug., 1875.
        (Hémiopie passagère).

165. Williams (de Cincinnati). — Un cas d'hémiopie temporale double.
(Sujet épileptique.)
        Trans. Soc. ophth. Américaine, Newport, 1875.

166. R Lepine. — Thèse d'agrégation. Localisation dans les maladies
cérébrales. Paris, 1875.
        Reproduction des travaux de Charcot.

167. Thompson (de Philadelphie. — Un cas d'anesthésie rétinienne
double, occupant dans les deux yeux le même secteur.
        Trans. Soc. oph. Américaine. Newport, 1875.

168. A. Pitres. — Sur l'hémianesthésie d'origine cérébrale et les troubles visuels consécutifs. (En faveur de l'amblyopie croisée.)
        Mém. de la Société de Biologie de Paris, 1876.

169. Ch. Aradie. — Traité des mal. des yeux, t. II, p. 213, 1877.

170. Claeys (de Gand). — Quelques remarques sur l'hémianopsie. Annales d'Oculistique, t. LXXX, p. 118, 1878.

171. Rosenthal. — Traité clin. des mal. du syst. nerveux. Trad. franç.
de Lubanski. Influence des lésions centrales sur la vision,
p. 81, 131, 190 ; 1878.

172. GRASSET DE MONTPELLIER. — Leçons sur les maladies du système nerveux. Reproduction des idées de Charcot, sur l'hémiopie et l'hémianesthésie, p. 184, 195, 205, 206, 272, 311. T. I. Montpellier, 1879.

173. N. GUÉNEAU DE MUSSY. — Contribution à l'Etude de l'Amblyopie Aphasique. Recueil d'ophthal. p. 129, 1879.

174. PLENK. — Ueber Hemiopie u. Schnervenkreuzung. Arch. f. Augen u. Ohrenh., p. 137, 1876.

175. HUGUENIN. — Ueber Hemiopie. Corresp. Bl. für Schweizer Aerzte p. 460, 1876. Deux cas d'hémiopie, avec lésions de l'écorce cérébrale, au voisinage de la scissure de Sylvius.

176 SCHELL. — Case of Hemiopia. Philadelphia med. a. surg. Reports, p. 204, 1876.

177. POWER. — Hemiopia a. partial paralysis. Med. Times a. Gaz. T. LIII., p. 489, 1876.

178. CAYLEY. — Case of left hemiopia (même source), p. 516, 1876.

179. SMITH. — Transitory hemiopia a. hemidysæsthesia. Ibid., p. 1876.

180. RINGER. — Hemiopia, hemiplegia, hemianæsthesia unilater sweating. Ibid., p, 489, 1876.

TABLE DES MATIÈRES

ris. — A. PARENT, imprimeur de la Faculté de Médecine, rue M.-le-Prince, ...

Paris. — A. PARENT, imp. de la Faculté de Médecine, r M.-le-Prince, 29-31

9 782013 486385